颈清扫术
手术技术彩色图谱

Neck Dissections: Colour Atlas of Surgical Technique

原　　著：Jesus E. Medina　Nilesh R. Vasan

主　　译：韩　勇　徐树建　杨振林

副 主 译：张金庆　刘　宇　刘　松　邹伟伟

译　　者：（以姓氏笔画为序）

刘　宇　菏泽市立医院甲状腺外科

刘　松　滨州医学院附属医院甲状腺外科

安兴国　滨州医学院附属医院甲状腺外科

孙娅惠　滨州医学院附属医院甲状腺外科

杨振林　滨州医学院附属医院甲状腺外科

邹伟伟　滨州医学院附属医院甲状腺外科

宋澎昭　滨州医学院附属医院甲状腺外科

张金庆　山东省立第三医院甲状腺乳腺外科

武孟孟　滨州医学院附属医院甲状腺外科

徐树建　滨州医学院附属医院甲状腺外科

高　强　滨州医学院附属医院甲状腺外科

郭庆群　滨州医学院附属医院甲状腺外科

韩　勇　滨州医学院附属医院甲状腺外科

北京大学医学出版社

JING QINGSAOSHU —— SHOUSHU JISHU CAISE TUPU

图书在版编目（CIP）数据

颈清扫术 ：手术技术彩色图谱 / （印）耶稣·麦地纳（Jesus E. Medina），（印）尼勒·瓦桑（Nilesh R.Vasan）原著 ；韩勇，徐树建，杨振林主译. 北京 ：北京大学医学出版社，2025. 6. -- ISBN 978-7-5659-3348-6

Ⅰ. R654.7-64

中国国家版本馆CIP数据核字第2025QE0312号

北京市版权局著作权合同登记号：图字：01-2023-4298

颈清扫术——手术技术彩色图谱

主　　译： 韩　勇　徐树建　杨振林
出版发行： 北京大学医学出版社
地　　址：（100191）北京市海淀区学院路 38 号　北京大学医学部院内
电　　话： 发行部 010-82802230；图书邮购 010-82802495
网　　址： http：//www.pumpress.com.cn
E - mail： booksale@bjmu.edu.cn
印　　刷： 北京信彩瑞禾印刷厂
经　　销： 新华书店
责任编辑： 阳耀林　**责任校对：** 靳新强　**责任印制：** 李　啸
开　　本： 710 mm × 1000 mm　1/16　**印张：** 8　**字数：** 170 千字
版　　次： 2025 年 6 月第 1 版　2025 年 6 月第 1 次印刷
书　　号： ISBN 978-7-5659-3348-6
定　　价： 120.00 元

译者前言

医学的进步始终根植于知识的共享与技艺的传承。颈部淋巴结清扫术（颈清扫术）作为头颈外科领域的关键技术，其规范性和精准性不仅关乎肿瘤治疗的彻底性，更直接影响患者的功能保留与生存质量。随着多学科协作诊疗（multi-disciplinary treatment，MDT）模式的普及，这一术式在甲状腺外科、头颈外科、口腔颌面外科及普通外科等领域的重要性日益凸显。然而，复杂的解剖层次、精细的神经血管保护要求，以及跨学科操作规范的差异性，仍对临床医师尤其是青年医师构成巨大挑战。

本书原著由美国 Oklahoma 大学医学院头颈外科资深专家 Jesus E. Medina 教授与 Nilesh R. Vasan 副教授倾力编撰，凝聚了两位学者数十年的临床智慧与教学经验。与常规手术图谱不同，本书开创性地采用全彩手绘插图形式，通过逐层解剖图示与三维透视图相结合的方式，将颈部淋巴结清扫术的关键步骤、解剖标志及潜在风险点以“视觉化教学”方式呈现。每一幅插图均经过严谨的医学验证，既保留了手术场景的真实性，又通过色彩对比与结构分层设计，将深奥的术野转化为直观的操作指南。

作为译者，我们深感责任重大。本书的翻译出版凝聚了我们科室全体同仁的心血。我们力求在忠于原著的基础上，结合国内临床实践，对部分内容进行了本土化的补充，使其更符合国内读者的阅读习惯和学习需求。我们相信，本书的出版将为广大甲状腺外科、头颈外科、口腔颌面外科及普通外科的医师提供一本实用、易懂、图文并茂的学习参考书，使其更快、更好地掌握颈部淋巴结清扫术，为患者提供更优质的医疗服务。

本书的诞生得益于滨州医学院附属医院王东书记、王玉玖院长的鼎力支持，亦离不开山东省立第三医院张金庆教授、菏泽市立医院刘宇教授在译校过程中对专业术语“信、达、雅”的反复推敲。我们期待这本“会说话的手术图谱”能成为青年医师案头常备的“视觉导师”，帮助他们在纷繁的解剖迷宫中找到精准的航标，在传承与创新中推动颈部淋巴结清扫术的规范化与个体化发展。

书中若有疏漏之处，恳请学界同仁不吝指正。愿此书化作一盏无影灯，照亮更多医者的精进之路。

韩　勇　徐树建　杨振林

原著序

手术技巧和完美的艺术性是手术成功的必要条件。手术确实需要艺术性，它的成功很大程度上甚至有时完全取决于其艺术性。

这是融合了英雄主义和拯救生命的技巧所呈现出来的雕塑艺术。

——William D. Haggard (1872—1940)

1980 年 7 月，得克萨斯州的休斯敦，天气一如既往的炎热而潮湿。MD 安德森癌症中心头颈外科迎来了一群朝气蓬勃的年轻医生，他们即将开启专科医师培训生涯。其中一位年轻人注定要成为享誉世界的头颈部肿瘤专家。今天，我们都对他耳熟能详且致以敬意，他就是 Jesus E. Medina。

Medina 博士将他的全部心血都献给了头颈部肿瘤患者的诊疗工作。他努力磨炼手术技能，反复推敲其中原理，改进和优化了多种外科手术技术。每位头颈部肿瘤患者都从中受益匪浅。

我与 Medina 的结缘始于他最初的面试，并在他接受专科医师培训及在 MD 安德森头颈外科工作期间持续不断。后来，他前往俄克拉荷马州，担任俄克拉荷马大学耳鼻咽喉头颈外科主任。其间，我们一直保持联系。我有幸在他成长时期传授其手术技术，并为其学术生涯的规划建言献策。我们经常分享为世界各地的医学生、外科住院医师和专科医师、同事授课及培训的心得。我们参加了小组讨论会、专题讨论会，并在书籍和期刊上撰写文章。令我特别满意的是，我的两个儿子也决定投身于耳鼻咽喉头颈外科事业。他们都曾在 Medina 博士带领下的俄克拉荷马大学耳鼻咽喉头颈外科进行培训。如今，他们二人都取得了令人敬佩的成绩。

在评论《颈清扫术——手术技术彩色图谱》之前，我认为有必要回顾一下颈清扫术的简要历史。任何讨论、撰写或传授有关头颈部肿瘤诊疗知识的人都必须重视颈部淋巴结处理的问题。以前，一旦肿瘤细胞转移至颈部淋巴结，往往认为患者不再适合手术治疗，或者说无法治愈。随着时间的慢慢推移，外科医生对颈部淋巴结处理的理念变得更加积极。更好的麻醉、安全可及的输血、抗生素的应用和精准的手术技术共同推动了颈清扫术的发展。

1961 年，纽约市纪念医院（Memorial Hospital）的著名外科医生 Hayes Martin 博士发表了一篇论文，详细阐述了一种颈清扫术，该术式可清扫下颌骨至锁骨之间的颈部淋巴结，同时胸锁乳突肌、颈内静脉和副神经也被一并切除。这种“全新的”的术式被称为经典性颈清扫术。头颈部外科医生将之奉如圭臬，以致任何切除范围小于该术式的提议都被视为外科的异端。与此同时，来自美国、西班牙和巴西的年轻外科医生正在探索和研究其他术式（有别于经典性颈清扫术）的数据，这颇需足够的耐心、决心甚至学术勇气。

更好的颈部影像学检查及更详细的颈部标本术后病理检查共同促进了“切除范围更小”的新术式的诞生。新术式不仅适用于清扫明显的转移淋巴结，而且能有效地清除临床阴性但可能隐匿着亚临床转移的淋巴结。同时，所有具有美学和功能意义的主要解剖结构得以保留。因此，今天才可以为患者提供肿瘤学上安全、并发症小、与肿瘤原发灶及颈部侵袭范围更契合的术式。

《颈清扫术——手术技术彩色图谱》是一本有价值的专著，它在所有此类手术指南的顶流中的确占有一席之地。当看到目录时，你会立即掌握这本书的内容和主旨。各种颈清扫术式一目了然，其中包括一些同类出版物中未提及的术式。这本书更新了颈清扫术的分类，并说明和描述了几种常用的切口。全书结构合理，重点突出，通过非常精确的语言逐步阐述显露和保留重要解剖结构的操作要领，逐一呈现各种术式。Medina 博士主刀的颈清扫术的真实照片令人赞叹不已。精准的艺术表现与真实的手术操作融为一体。这种视觉艺术与文字的结合对于增强读者对每个术式的理解很有帮助。画家的画笔完美地展示了这些复杂的术式，而 Medina 则用手术刀神奇地诠释了它们。显然，手术室就是他的工作室。我一直认为，从本质上讲，手术本身就是一种艺术。Medina 是一位艺术家，与雕塑家没有区别。他决定出版这本书，这令我兴奋不已。从事头颈部肿瘤患者的诊治工作及实施颈清扫术的医师将获益匪浅。

2015 年，Medina 博士处于半退休状态。他继续积极向渴望学习的人传授知识，并致力于学术发展。他将永远是三个孩子的慈父，妻子（Libby）忠实的丈夫。我们仍然是亲密的朋友。

Robert M. Byers

原著前言

几十年来，完成这本手术图谱的动力与日俱增。这 30 多年，我有幸向住院医师和专科医师传授颈清扫术，并就这个话题向世界各地的听众授课。讲课期间，我往往依靠术中照片和绘图来阐述各种颈清扫术式的手术技术。总是有听众或学生询问如何获得更系统的学习资源。然而，一次又一次，我不得不承认：并不存在这样的学习资源。

此外，我有幸为许多耳鼻喉头颈外科的手术图谱和教科书撰写了颈清扫术的章节。然而，由于章节篇幅限制，无法展开讨论，只能“蜻蜓点水、一带而过”，无法精细入微。此外，那些图书的插图往往仅为黑白素描图或彩色示意图。

因此，多年来我一直在考虑编写一本专门讲解颈清扫术的手术图谱。图谱应该根据我们向学员的授课内容逐个阐述颈清扫术的操作步骤，全面、详细地讲述各种术式。它还应包括相应的文字及独特的、彩色的图片，栩栩如生地展示每一个步骤的手术操作和解剖结构。

幸运的是，或者说是命运使然，大约 15 年前的一个晚上，当我散步时，偶然间一张颈部肌肉组织和血管的广告海报映入眼帘。我被它的色彩和比例的真实感所震撼。我立刻开始寻找这幅令人印象深刻的画作的创作者。几天后，我找到了这位瑞典出生的天才插画家 Lena Lyons 女士。我和她通了电话，说明了通过插画来阐明外科手术的想法。幸运的是，她住在加利福尼亚州的文图拉，随后我们在洛杉矶国际机场畅谈了几个小时。她对这个项目很感兴趣，并迫不及待地开启了我们共同的事业。她在手术室里花费了无数小时，观察各种颈清扫术，继而绘图并耐心地修改，最终完成了精妙绝伦的现实主义画作，精确而美观地呈现了这本手术图谱。不幸的是，几年前 Lena Lyons 去世了。很遗憾，她没能看到耗费了无数心血的最终成果。Lena Lyons 是一位天资卓越的艺术家，也是一个非凡的人，她的职业精神和友谊一直激励着我。

任何一个写过书的人都知道，写书需要耗费大量时间，这种专注使人忘记了其他事情，尤其是编写“最终版”时。没有我亲爱的妻子 Libby 的理解和支持，我就不可能完成这本图谱。因此，我认为这本图谱与其说是我的成果，不如说是我们共同的成果。此外，我们都觉得应该把这本书献给我的导师及挚友 Robert Byers 博士。MD 安德森肿瘤医院的 Alando J. Ballantyne 教授推动了颈清扫领域的学术发展，Robert Byers 教授则是我心目中理想的外科医生：知识渊博、关心他人、技术娴熟。

本图谱分为十一章，几乎每章都涉及一种颈清扫术式，首先简要介绍该术式的来龙去脉、适应证，然后详细地阐述手术技术。必要时，我们应用了黑白线条图和术中照片作为彩色插图的补充。

这本图谱是一项逐步推进的工作的一部分。在不久的将来，我们将增补高清视频来阐述本图谱中的术式。此外，随着机器人手术的成熟和普及，机器人辅助颈清扫术也会被呈现。Nilesh Vasan，我的朋友、同事和合著者，正为实现这一目标而努力。

我们希望任何对头颈部肿瘤手术感兴趣的人，无论是接受规范化培训的医师还是执业医师，都能发现本图谱有助于学习或刷新其对各种颈清扫术的认识。

Jesus E. Medina

原著致谢

Robert M. Byers 是杰出的头颈外科医师和教师，是值得信赖的良师与益友。他的贡献为当前头颈部癌症患者的治疗奠定了基石。

——Jesus E. Medina

我的导师兼朋友 Jesus E. Medina，他的智慧、热情、细致、无私帮助我和无数人掌握了颈清扫术。

——Nilesh R. Vasan

我深情地缅怀 Lena Lyons，她的英年早逝使我们失去了一位杰出的艺术家、挚友。她精彩的插图是这本手术图谱的砥柱。

——Jesus E. Medina

目 录

第一章

颈清扫术的分类

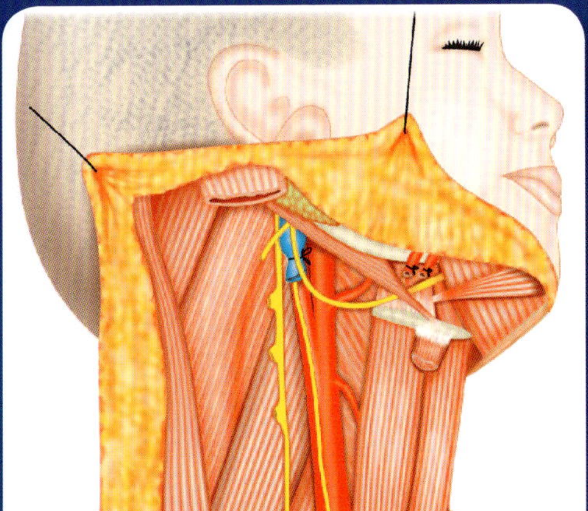

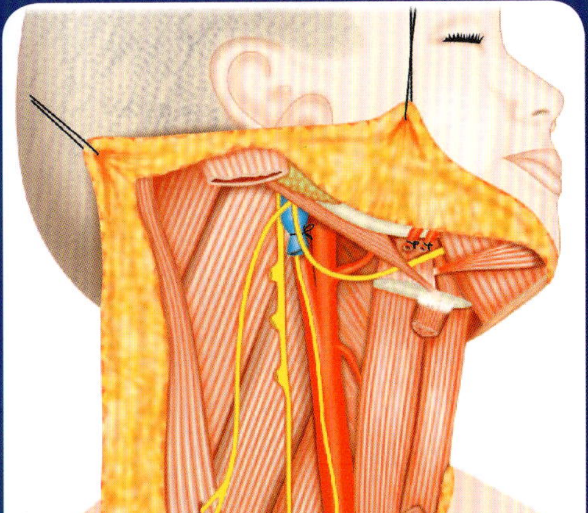

引言

目前有数种颈淋巴结清扫术式用于头颈部恶性肿瘤患者的手术治疗。国际通用的颈部淋巴结分区方案是这些手术标准名称的基础。该分区系统历史悠久，使用罗马数字来代表颈部不同区域的淋巴结，其适用范围非常普遍。在这个分区系统中，将颈部所有解剖结构分为 6 个区域（Ⅰ~Ⅵ）。此外，为了强调某些淋巴结的临床重要性，将该区域进一步划分出亚区[1]（图 1.1）。后来，又补充了Ⅶ区，即上纵隔淋巴结。

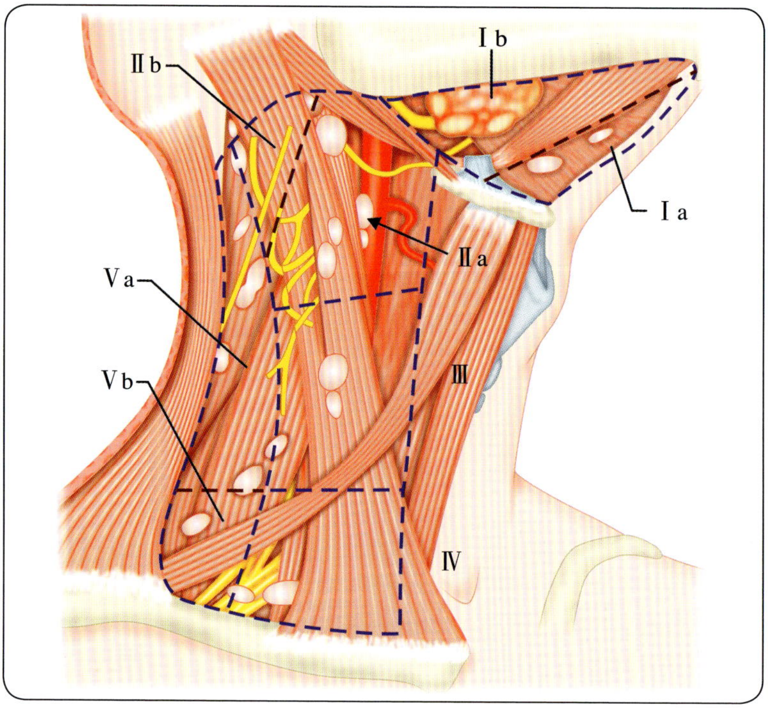

图 1.1　颈部淋巴结分区

Ⅰ区

Ⅰ区分为两个亚区：

1. Ⅰa 区（颏下区）：位于双侧二腹肌前腹和舌骨区域内的淋巴结。
2. Ⅰb 区（下颌下区）：位于二腹肌前腹、茎突舌骨肌和下颌骨下缘区域内的淋巴结。

Ⅱ区

Ⅱ区（颈内静脉上组淋巴结）：包括位于颈内静脉（internal jugular vein，IJV）上 1/3 周围和毗邻副神经（spinal accessory nerve，ⅪN）头端的淋巴结。上起自颅底，下至舌骨体下缘水平。前界为茎突舌骨肌（对应影像学中与下颌下腺后表面相切的垂直平面），后界为胸锁乳突肌（sternocleidomastoid muscle，SCMM）后缘。

Ⅱ区以副神经为界分为两个亚区：

1. Ⅱa 区：经副神经垂直平面前方和内侧的淋巴结。
2. Ⅱb 区：经副神经垂直平面后方和上方的淋巴结。

Ⅲ区

Ⅲ区（颈内静脉中组淋巴结）：颈内静脉中 1/3 周围的淋巴结。上至舌骨体下缘水平，下至环状软骨下缘水平，内界是胸骨舌骨肌外侧缘，后界是胸锁乳突肌后缘。

Ⅳ区

Ⅳ区（颈内静脉下组淋巴结）：指位于环状软骨下缘水平至锁骨、颈内静脉下 1/3 周围的淋巴结。

传统上，胸骨舌骨肌的外侧缘是Ⅲ区、Ⅳ区与Ⅵ区分界的解剖学标志。但胸骨舌骨肌的外侧缘在影像学中不易识别，故颈总动脉常被用作分界标志。

Ⅴ区

Ⅴ区（颈后三角淋巴结）：主要由副神经链淋巴结、颈横组淋巴结和锁骨上淋巴结组成。上界是胸锁乳突肌和斜方肌交汇形成的顶点，下界是锁骨，前界是胸锁乳突肌后缘，后界是斜方肌前缘。

Ⅴ区以环状软骨下缘水平为界分为两个亚区：

1. Ⅴa 区：环状软骨下缘水平以上的区域，主要包括副神经链淋巴结。
2. Ⅴb 区：环状软骨下缘水平以下的区域，主要包括颈横动脉组淋巴结和锁骨上淋巴结，但 Virchow 淋巴结除外，Virchow 淋巴结属于Ⅳ区。

Ⅵ区

Ⅵ区（颈前区或中央区淋巴结）：该区的淋巴结包括气管前、气管旁、喉前（Delphian）淋巴结和甲状腺周围沿喉返神经的淋巴结。上界是舌骨，下界是胸骨上切迹，外侧界是颈总动脉。

Ⅶ区

位于胸骨上切迹（Ⅵ区和Ⅶ区的分界线）和无名动脉之间的气管旁淋巴结。

其他淋巴结

位于以上 7 个区域以外的淋巴结，应以其特定的淋巴结名称命名，例如前纵隔淋巴结、咽后淋巴结、腮腺周围淋巴结、颊肌淋巴结、耳后淋巴结和枕下淋巴结。

咽后淋巴结

咽后淋巴结（retropharyngeal lymph nodes，RPLN）是位于咽部后壁外侧，椎前筋膜、颈交感干和神经节前方，颈内动脉内侧的脂肪组织垫内的淋巴结。这块脂肪组织垫从颈动脉分叉处延伸到颅底下方。咽后淋巴结分为内侧组和外侧组；咽后内侧组淋巴结位于咽部中线后方，位于第 1 颈椎和第 4 颈椎之间。咽后外侧组淋巴结，又称为 Rouviere 淋巴结，位于颈内动脉内侧的脂肪组织内。咽后淋巴结接收来自鼻咽、扁桃体窝、口咽壁和下咽壁以及后筛窦的淋巴引流。

颈清扫术的分类

美国耳鼻喉头颈外科学会和美国头颈外科学会推荐的颈清扫术的分类[1]（表 1.1），基于两个角度考虑：①清扫的颈部淋巴结；②保留的解剖结构，如副神经和颈内静脉。由于该分类简便并在世界范围内广泛认可，本书也采纳该颈清扫术分类方法。从这两个角度分析颈清扫术，有以下 4 种手术类型：

表1.1 颈清扫术的分类

AAOHNS/ASHNS 2001 分类	2010 提出的分类
1. 经典性颈清扫术 2. 改良性颈清扫术 3. 择区性颈清扫术（SND） • SND（Ⅰ~Ⅲ/Ⅳ） • SND（Ⅱ~Ⅳ） SND（Ⅱ~Ⅴ、耳后淋巴结、枕下淋巴结） • SND（Ⅵ） 4. 扩大颈清扫术	1. ND（Ⅰ~Ⅴ、SCM、IJV、CN Ⅺ） 2. ND（Ⅰ~Ⅴ、SCM、IJV） • ND（Ⅰ~Ⅴ、IJV、CN Ⅺ） • ND（Ⅰ~Ⅴ、CN Ⅺ） 3. ND（Ⅰ、Ⅱ、Ⅲ/Ⅳ） • ND（Ⅱ、Ⅲ、Ⅳ） • ND（Ⅱ、Ⅲ、Ⅳ、Ⅴ、耳后淋巴结、枕下淋巴结） • ND（VI） 4. ND（超出RND范围的淋巴结群和组织结构）

AAOHNS，美国耳鼻喉头颈外科学会；ASHNS，美国头颈外科学会；IJV，颈内静脉；ND，颈清扫术；SCM，胸锁乳突肌；SND，择区性颈清扫术；CN Ⅺ，副神经

1. 经典性颈清扫术（radical neck dissection，RND）：在经典性颈清扫术中，清扫Ⅰ~Ⅴ区淋巴结，同时切除胸锁乳突肌、颈内静脉和副神经（图 1.2）。

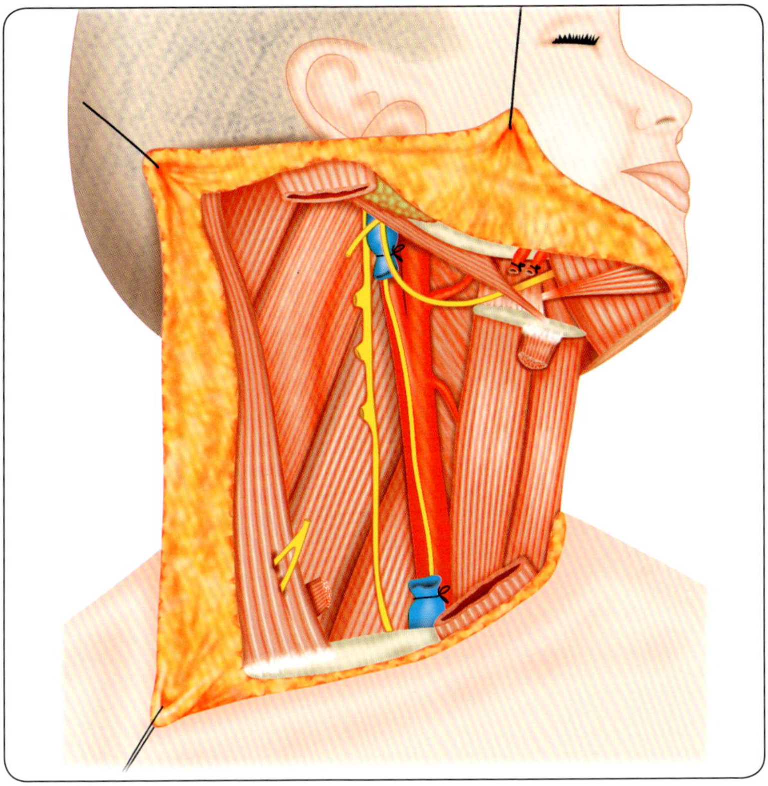

图 1.2　经典性颈清扫术（ND Ⅰ~Ⅴ、SCM、IJV、ⅨN）

2. 改良性颈清扫术（modified radical neck dissections, MRND）：该术式与经典性颈清扫术一样，清扫Ⅰ~Ⅴ区淋巴结。不同之处，保留了胸锁乳突肌、颈内静脉和副神经等一个或多个结构（图 1.3 和图 1.4）。

　　因为在经典性颈清扫术和改良性颈清扫术中，清扫了颈侧区全部的 5 个分区，一些临床医生将两者称为全颈清术。

3. 择区性颈清扫术（selective neck dissections，SND）：根据肿瘤转移的风险和原发肿瘤的位置，清扫特定的淋巴结，同时保留胸锁乳突肌、颈内静脉和副神经。以下是 4 种不同的颈清扫术式：

①Ⅰ~Ⅲ区择区性颈清扫（肩胛舌骨肌上颈清术）和Ⅰ~Ⅳ区择区性颈清扫（也称为扩大肩胛舌骨肌上颈清扫术）：清扫的淋巴结为Ⅰ区、Ⅱ区和Ⅲ区（或增加Ⅳ区）的淋巴结。该术式常用于口腔鳞状细胞癌患者（图 1.5）。

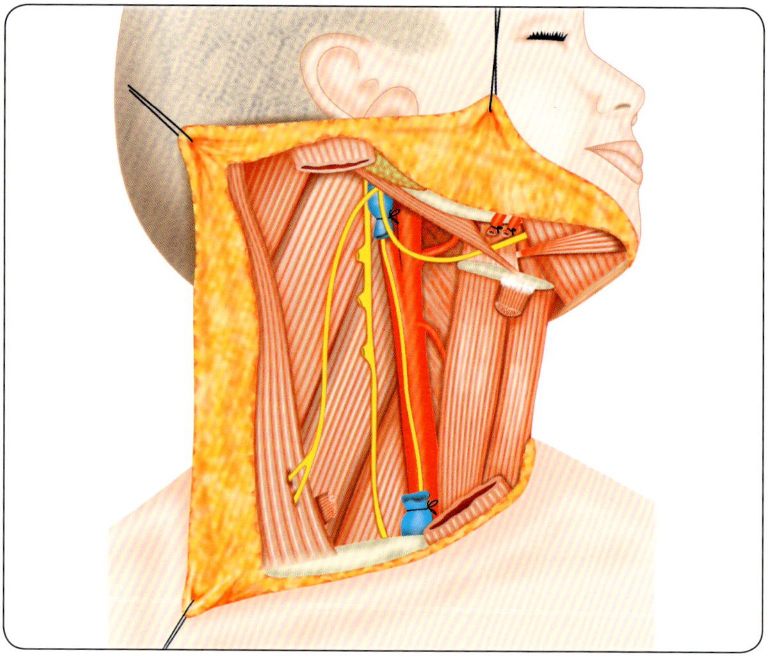

图 1.3 保留副神经的改良性颈清扫术（ND Ⅰ ~ Ⅴ、SCMM、IJV）

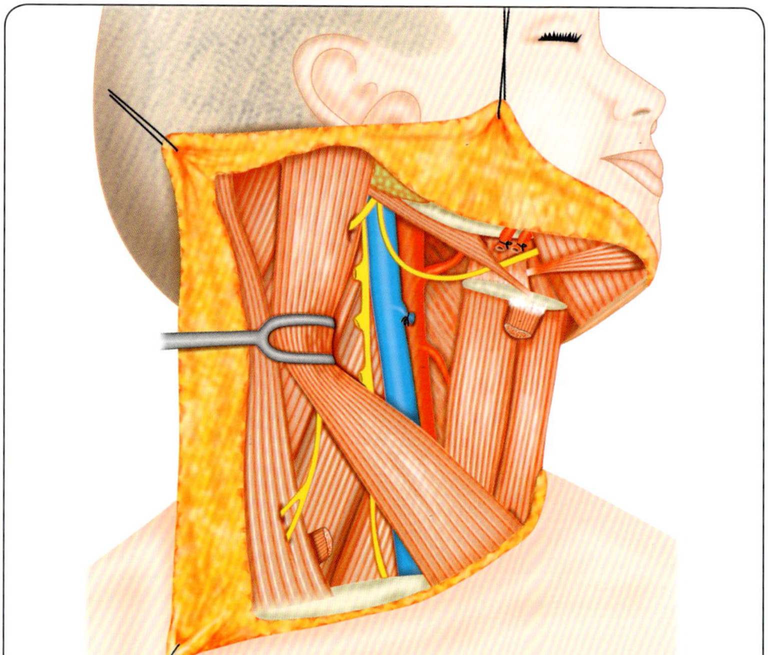

图 1.4 保留副神经、颈内静脉和胸锁乳突肌的改良性颈清扫术（ND Ⅰ ~ Ⅴ）

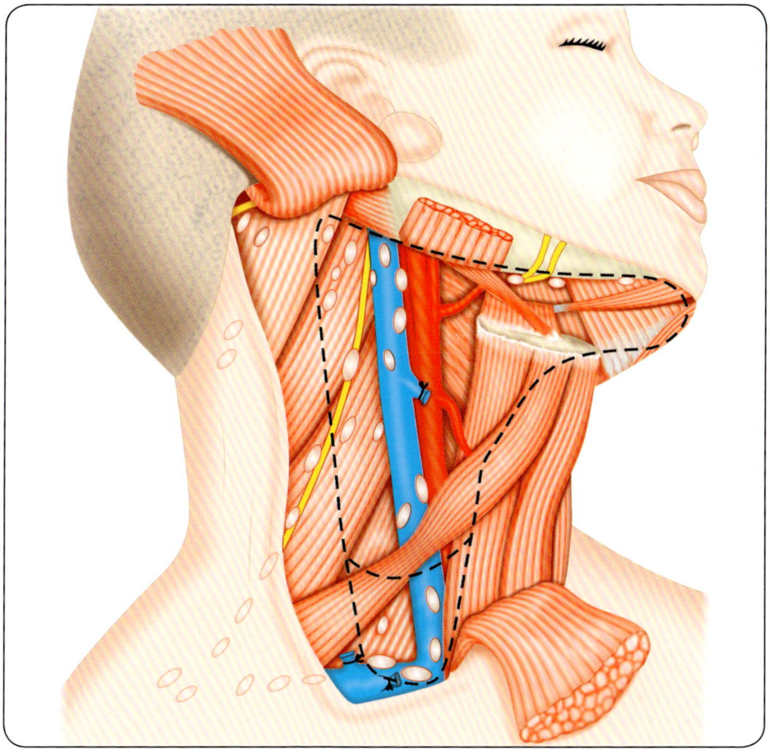

图 1.5　Ⅰ~Ⅲ/Ⅳ区择区性颈清扫术（ND Ⅰ、Ⅱ、Ⅲ或Ⅳ）

②Ⅱ~Ⅳ区择区性颈清扫术（外侧颈清扫术）：该术式清扫Ⅱ区、Ⅲ区和Ⅳ区淋巴结，常用于喉、口咽和下咽鳞状细胞癌患者的治疗（图 1.6）。

③Ⅱ~Ⅴ区、耳后和枕下择区性颈清扫术（后侧颈清扫术）：该手术用于皮肤癌，特别是起源于头皮后外侧和颈部皮肤的黑色素瘤（图 1.7）。

④Ⅵ区择区性颈清扫术：该手术也称为颈前区清扫术或中央区颈清扫术，包括切除喉前淋巴结、气管前淋巴结和气管旁淋巴结。根据临床情况，可以在一侧或两侧进行。该术式用于治疗位于颈部前下侧和胸廓入口中线处的肿瘤，如甲状腺、喉的声门和声门下区、梨状窝、颈段食管和气管肿瘤等。

4. 扩大颈清扫术：指增加其他区域淋巴结（如咽后或前纵隔）或非淋巴结构（如颈部皮肤、肩胛提肌、舌下神经和颈动脉）的清扫，其他术式中通常不清扫上述组织。

其他分类

最近，国际上有些临床医生提出了另一个颈清扫术的命名法，如获得国际认可，该命名法将更符合逻辑、明确、准确、容易记忆[3]。

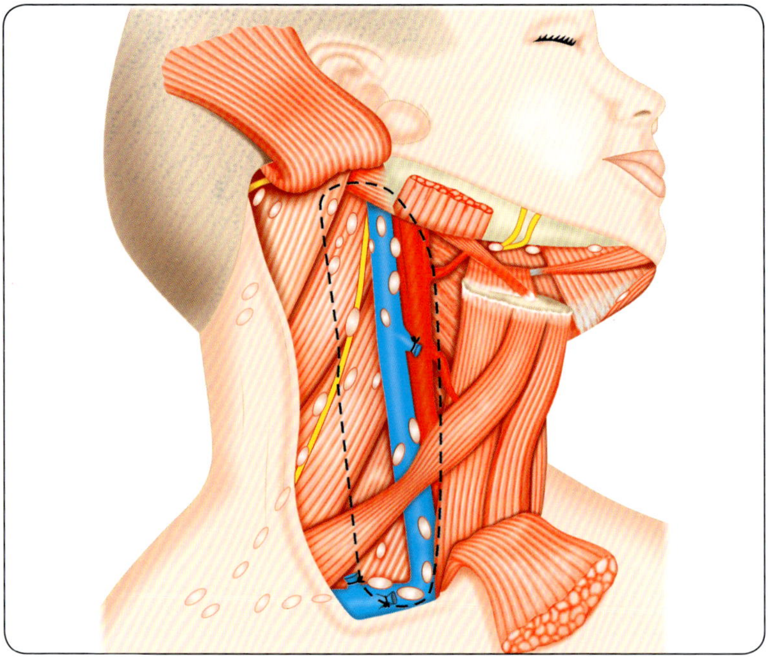

图 1.6 Ⅱ～Ⅳ区择区性颈清扫术（ND Ⅱ、Ⅲ、Ⅳ）

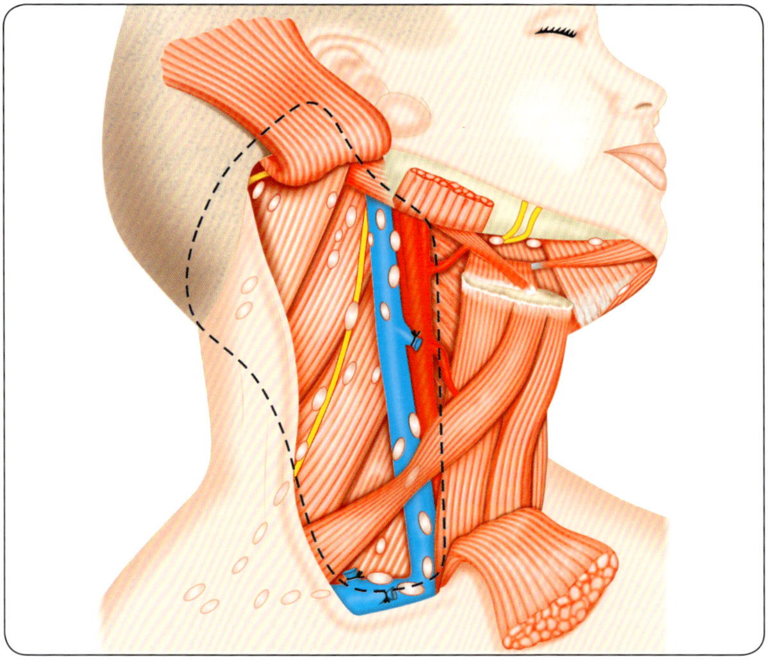

图 1.7 后侧颈清扫术（ND Ⅱ、Ⅲ、Ⅳ、Ⅴ、耳后和枕下淋巴结）

在这个分类中，用以下三组英文缩写来命名颈清扫术：

1. “ND”代表颈清扫术，“L”或“R”代表左右。如果是双侧的，每一侧必须单独标记。
2. 由罗马数字Ⅰ到Ⅵ按升序代表清扫淋巴结的分区。对于包含亚区的Ⅰ区、Ⅱ区和Ⅴ区，不标注亚区表明清扫整个分区（包括 a 和 b）。
3. 切除的非淋巴结组织以其国际公认缩写字母命名，如 SCMM 为胸锁乳突肌，IJV 为颈内静脉，Ⅺ N 为副神经。

这种命名法的优势在于，精确地传达了颈清扫术中清扫的范围以及切除的其他非淋巴结组织名称。这将有利于手术记录标准化以及术后结果的对比。然而，是否广泛采用该命名方法还有待观察。

无论使用何种命名法，外科医生都有责任在手术后立即对颈清扫术后标本进行分区或定位。只有这样，病理科医生才能提供有利于临床和预后的报告。这种病理报告描述了各分区淋巴结的位置和数量、转移淋巴结数量以及是否有包膜外侵。

参考文献

1. Robbins KT, Shaha AR, Medina JE, et al. Consensus statement on the classification and terminology of neck dissection. Arch Otolaryngol Head Neck Surg. 2008;134(5): 536-8.
2. Medina JE. A rational classification of neck dissections. Otolaryngol Head Neck Surg. 1989;100(3): 169-76.
3. Ferlito A, Robbins KT, Shah JP, et al. Proposal for a rational classification of neck dissections. Head Neck. 2011; 33(3): 445-50.

第二章

切口

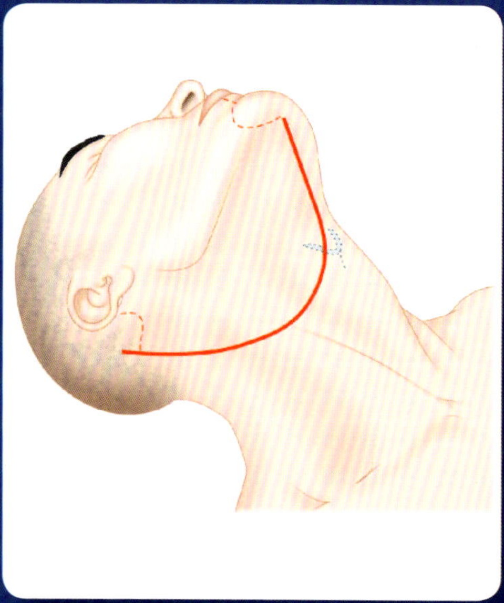

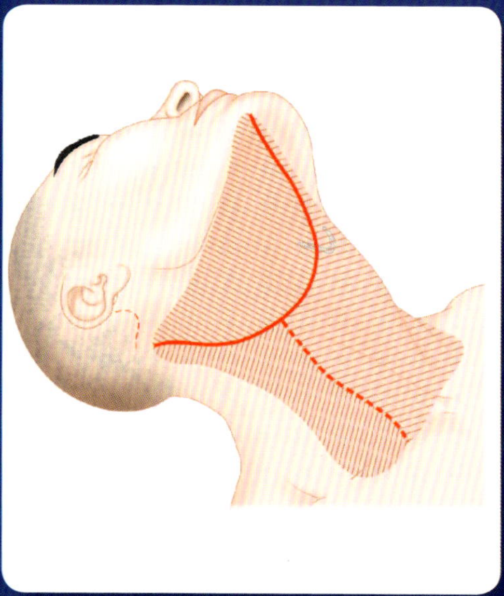

切口的选择

颈部切口的选择是头颈部肿瘤术前计划的关键。理想的切口可以充分显露所有需要清扫的淋巴结，同时可以方便显露和处理原发肿瘤。另外，切口还不能影响潜在的重建方案。最好是避免三叉切口，特别是当三叉点位于颈动脉浅面或附近时。这种三叉切口可因皮瓣尖端坏死而复杂化，特别是之前有放疗史的患者。当这种情况发生时，它可能会导致颈动脉显露，这需要注意立即覆盖颈动脉，并用未照射的皮肤、肌肉或两者来修复皮肤缺损。

幸运的是，目前有几个实用的切口，头颈外科医生可以根据以下因素来选择：

- 原发肿瘤的位置：口腔鳞状细胞癌的颈清扫最佳切口与喉或下咽肿瘤的颈清扫的切口是不同的。
- 颈部淋巴结分期：清扫某些区域淋巴结时的择区性颈清扫术最佳切口，可能与治疗性颈清扫术所需的切口不同，尤其是颈部多组淋巴结发生转移。
- 肿瘤类型：甲状腺髓样癌进行颈清扫术联合甲状腺切除术的最佳切口，与颈部皮肤黑色素瘤的切口不同。
- 既往术前计划不当的颈部淋巴结切除或切取活检史：此时建议切除瘢痕，最好将其与颈清扫术标本整块切除。这必然影响颈清扫术的切口类型。

本章阐述了各种颈清扫术的常见切口。

改良 Schobinger 切口（图 2.1）

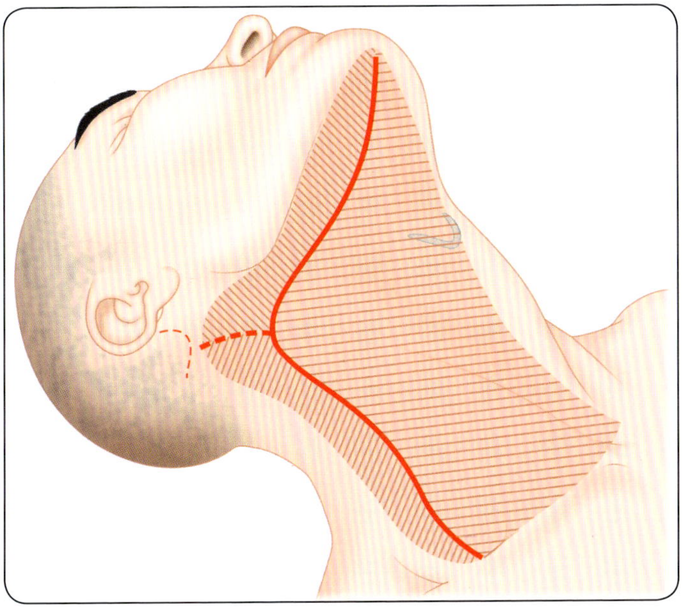

图 2.1　改良 Schobinger 切口。该切口能够充分显露阴影区域

该切口适用于进行Ⅰ～Ⅴ区淋巴结的清扫，它可以很容易地延伸到口唇，以切除口腔或口咽部的肿瘤。它也可以延伸到胸部，形成一个良好的皮瓣，该皮瓣可以向上旋转，以修复因切除下颌骨处皮肤或下脸颊皮肤而造成的缺损。它也可以用于修复由于切除颌下腺淋巴结瘢痕造成的缺损。

改良 McFee 切口（图 2.2）

改良 McFee 切口的上切口两端向上弯曲，而不是一条直线。适合进行Ⅰ～Ⅴ区的清扫。它也可以向前延伸切开唇部以到达口腔或口咽部。当颈部Ⅰ区淋巴结及其他区淋巴结存在明显转移时，该切口对颈清扫联合甲状腺切除尤其有用。

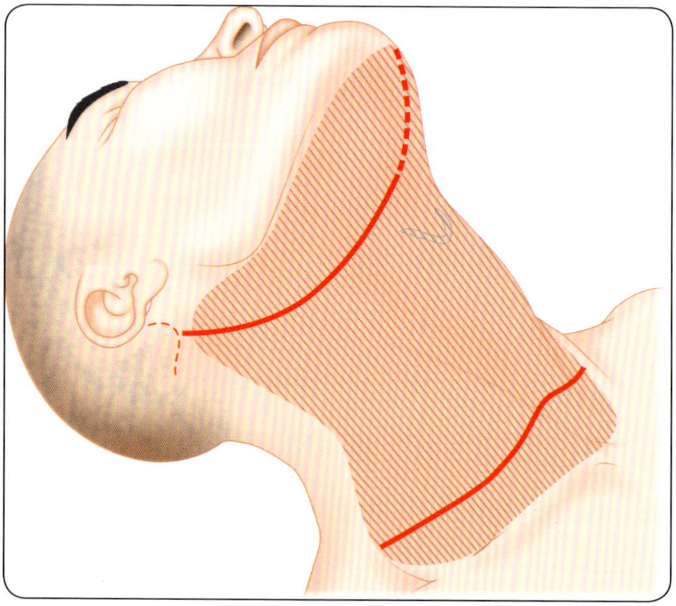

图 2.2 改良 McFee 切口。该切口很容易清扫颈部阴影区域

改良 McFee 切口（图 2.3）

图 2.3A：为了改善术后外观，也可以缩短 McFee 上切口，将其隐藏在舌骨水平的颈部自然褶皱中。当Ⅴ区和Ⅱ区、Ⅲ区或Ⅳ区有明显转移时，该切口特别适合需要颈清扫的儿童和年轻女性。

图 2.3B：术中照片显示甲状腺切除术合并颈清扫术（Ⅱ～Ⅴ区，保留颈内静脉、胸锁乳突肌和副神经）。

图 2.3C：术后外观照片。

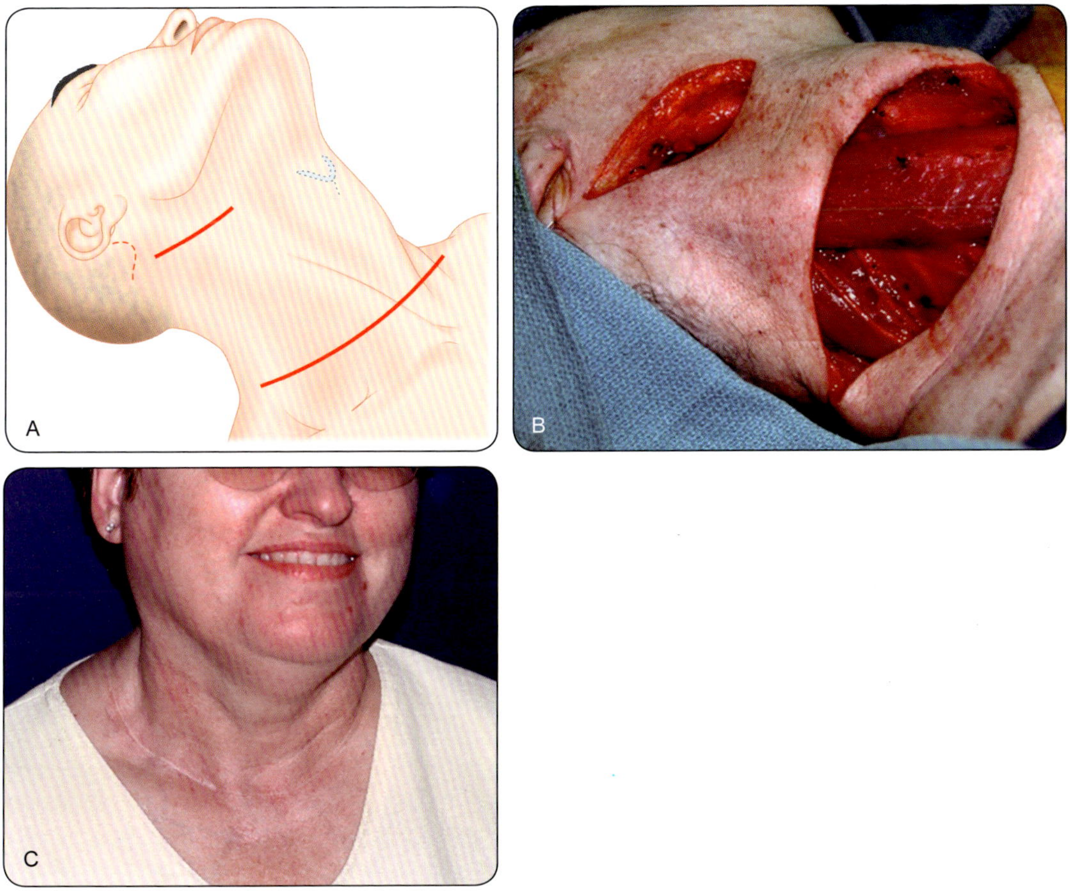

图 2.3 改良 McFee 切口及术后外观

单侧围裙状切口（图 2.4）

该切口特别适用于Ⅰ～Ⅲ区的择区性颈清扫，尤其是预计必须切开嘴唇来显露原发肿瘤时。当需要进一步清扫Ⅳ区或Ⅴ区时，由于该切口显露程度有限，则可增加一个下行切口。在这种情况下，我们更倾向于将下行切口选在颈外静脉水平（图 2.4B）。下行切口过于偏后可能会危及前下皮瓣的尖端血供。

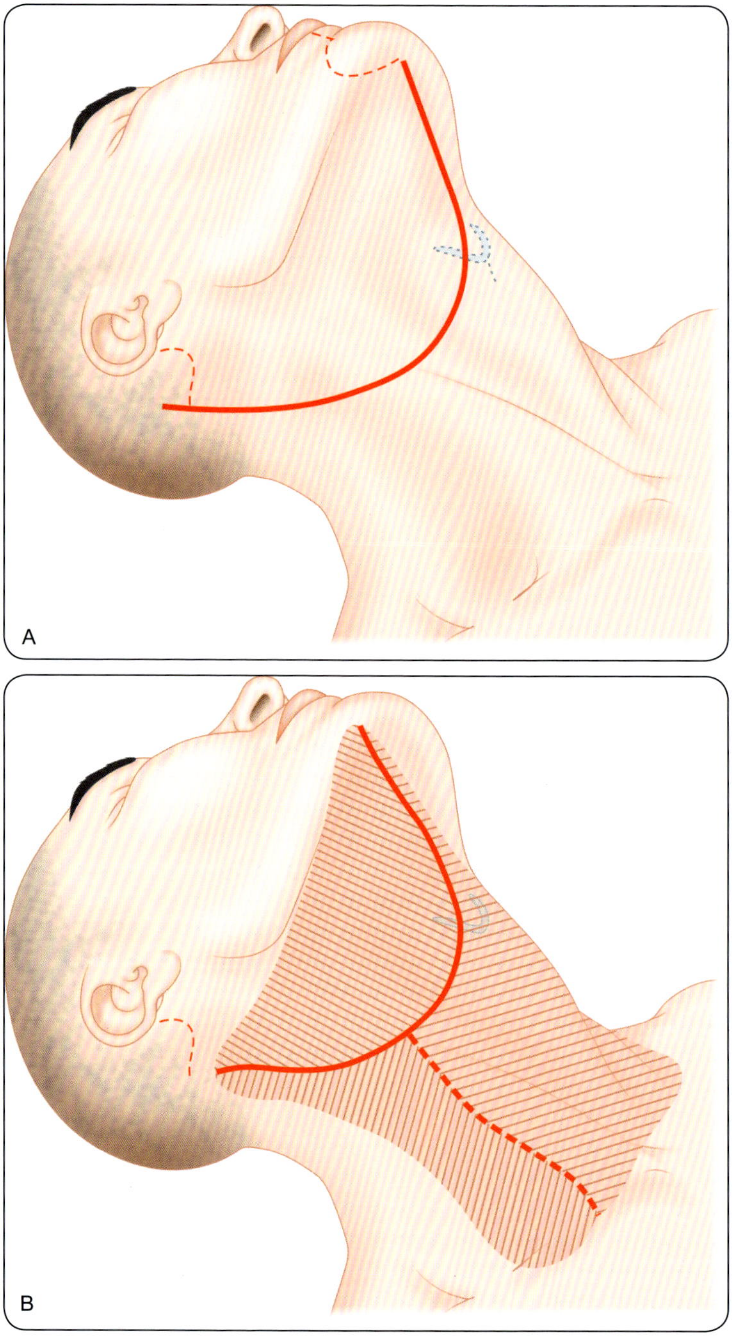

图 2.4 单侧围裙状切口。借此切口可轻松抵达的区域如阴影部分所示

高位横切口（图 2.5）

图 2.5A：该切口位于颈上外侧的自然褶皱，约甲状舌骨膜水平，前至颈中线，后至胸锁乳突肌中后 1/3。

图 2.5B：当需要进一步显露时，可以将切口后端向上延伸到乳突尖端后方；也可以将切口向前延伸超过颈中线，这样有助于显露、清扫颏下三角；或向上延伸到口唇。

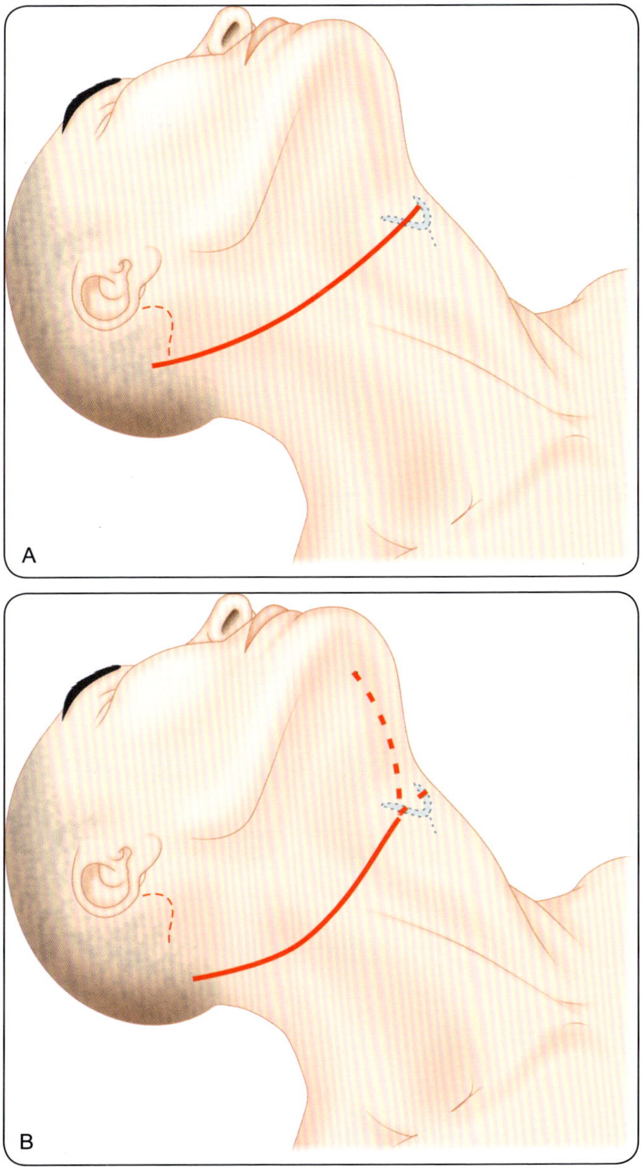

图 2.5　高位横切口

图 2.5C：高位横切口术中照片。

图 2.5D：术中照片显示高位横切口显露充分，便于进行Ⅰ～Ⅲ区择区性颈清扫术。

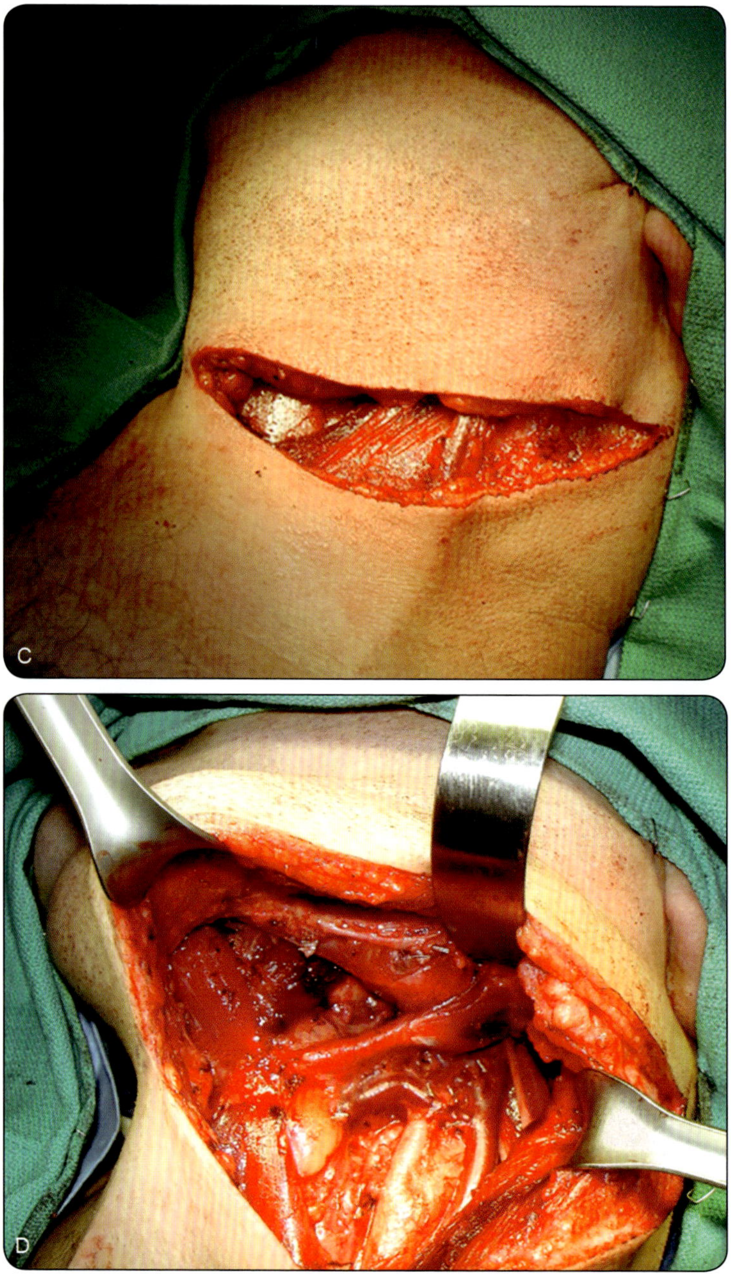

图 2.5（续）

中位横切口（图 2.6）

图 2.6A：该切口位于颈部中外侧自然褶皱，有利于择区性颈清扫（Ⅱ～Ⅳ区）的充分显露，特别适用于放化疗后拟行Ⅱ～Ⅳ区择区性颈清扫术的患者。

图 2.6B：术后外观如照片所示。

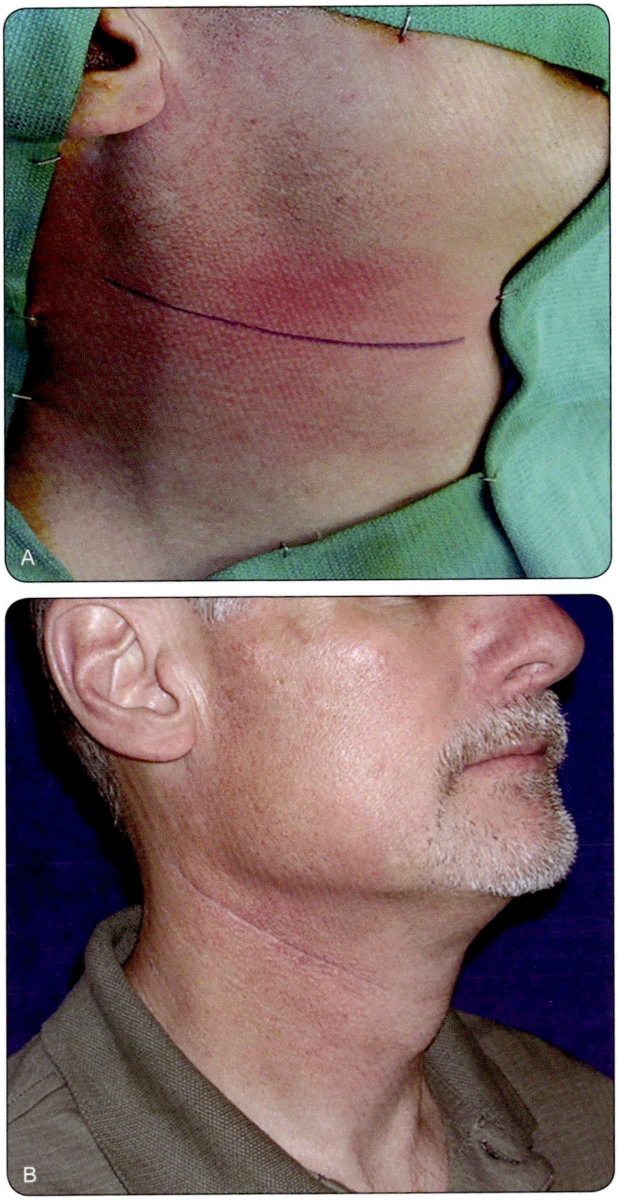

图 2.6 中位横切口

低位横切口（图 2.7）

图 2.7A：该切口位于颈部下外侧的自然褶皱，通常是甲状腺切除术切口的延伸，向后延伸至斜方肌前缘，尤其适用于Ⅱ～Ⅴ区颈清扫术联合甲状腺切除术。

图 2.7B：术中照片显示：保留胸锁乳突肌、颈内静脉、副神经的改良性颈清扫术（MRND）和甲状腺切除术。

图 2.7C：术后外观如照片所示。

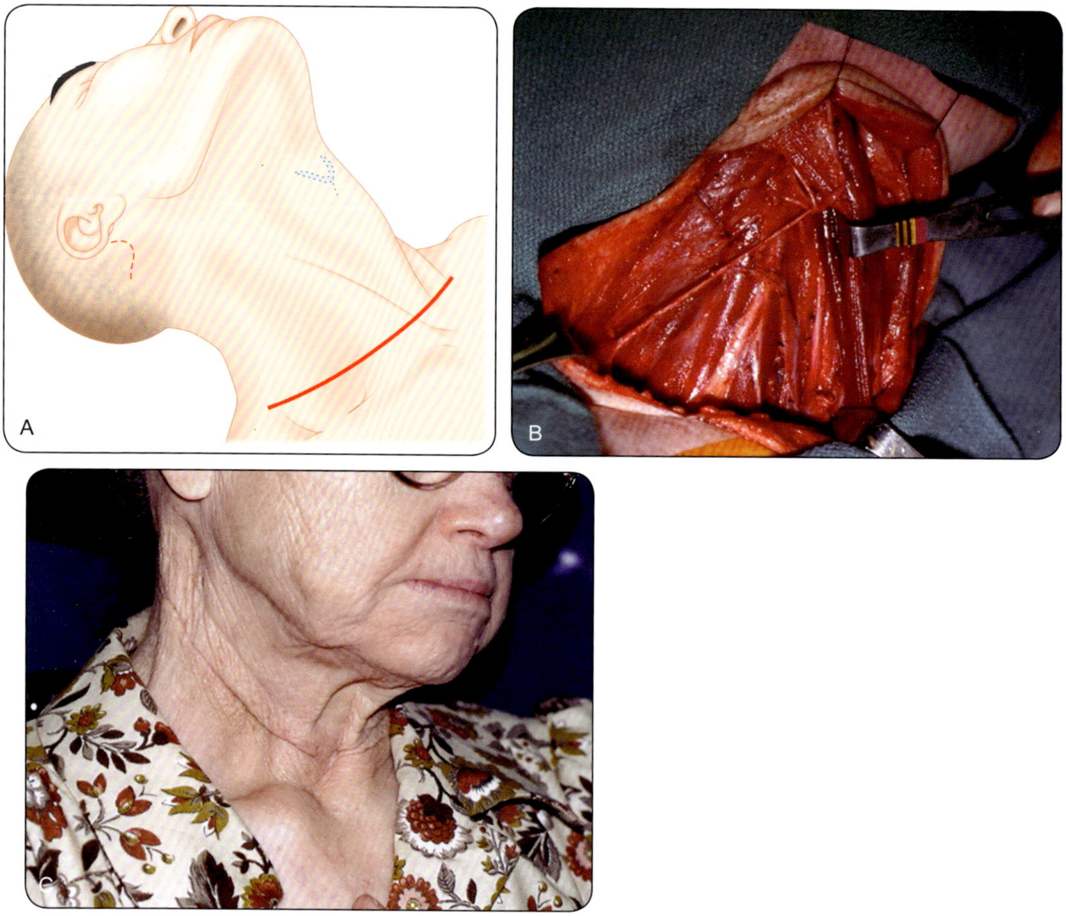

图 2.7　低位横切口

单侧曲棍球棒式切口（图 2.8）

该切口从乳突尖端倾斜向下延伸，于锁骨上两横指处向前弯曲，有利于择区性颈清扫术（Ⅱ～Ⅳ区）的充分显露。另外，可增加切口分支（向后、向下斜行）便于清扫整个颈后三角。由于切口交叉点远离颈动脉、前下皮瓣非常短，一般不会出现皮瓣相关并发症。

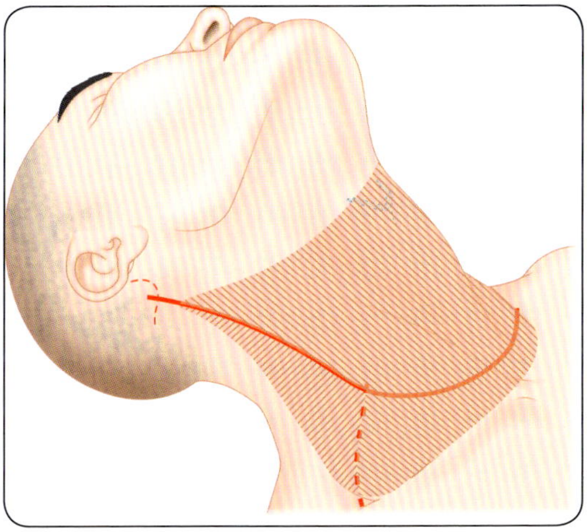

图 2.8　单侧曲棍球棒式切口。阴影部分为该切口容易清扫的区域

双侧曲棍球棒切口或长围裙状切口（图 2.9）

该切口是双侧颈清扫术联合全喉切除术的首选切口。

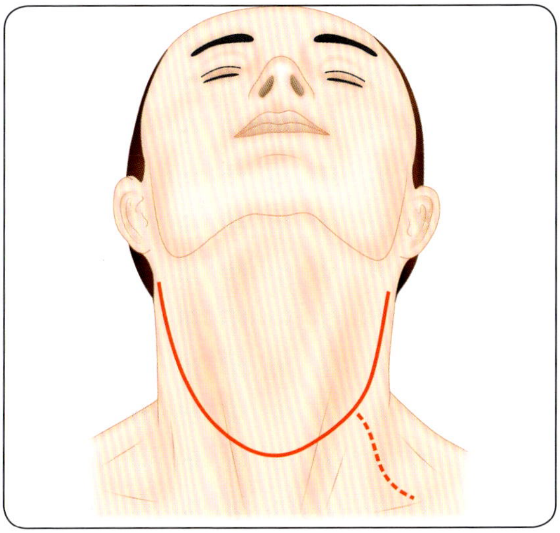

图 2.9　双侧曲棍球棒切口或长围裙状切口

第二章

经典性颈清扫术

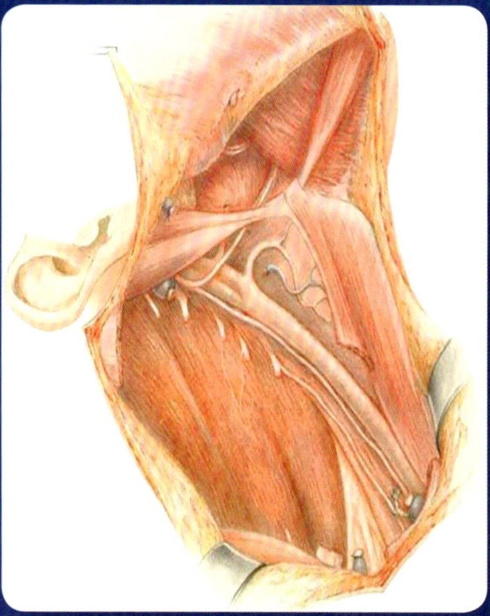

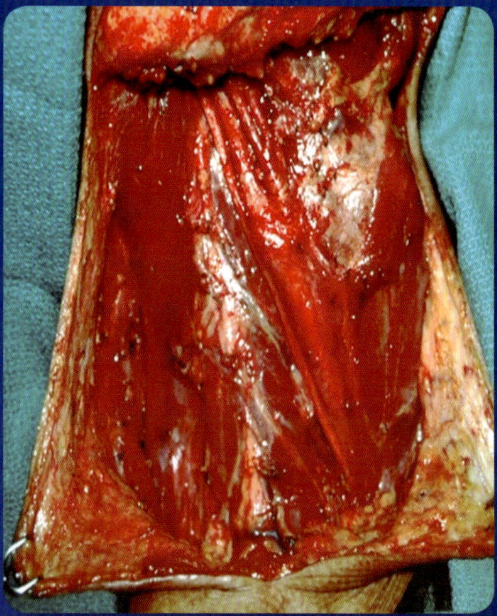

引言

经典性颈清扫术（radical neck dissection，RND）清扫Ⅰ~Ⅴ区淋巴结，切除胸锁乳突肌、颈内静脉和副神经。清扫范围上至下颌骨下缘，下至锁骨，内至二腹肌前腹和带状肌外侧缘，外至斜方肌前缘。

大约在1888年，波兰外科医生Jawlensky实施了第一例“经典性颈清扫术”。针对此事，Edward Towpik[1]在1888年的*Gazeta Lekarska*上写道：“虽然Jawlensky不是第一个实施该手术的人，但据我所知，他是第一个描述经典性颈清扫术整块切除技术和范围的人。”由于发表在了波兰的医学杂志上，在国外他的贡献几乎不为人知。Jawlensky从未提及该颈清扫手术在清扫转移淋巴结方面的潜在价值，显然他没有意识到这个手术真正的重要性。

1906年，Crile[2]发表的文章首次描述了对颈部转移淋巴结进行系统、整块切除。他所描述的手术现在被称为经典性颈清扫术，伴有副神经的切除。然而，在Crile文章的绘图中，却把副神经和舌下神经袢保留了下来（图3.1）。

实际上，在颈清扫术中切除副神经是几十年后提倡的，这样可以减少手术时间，更重要的是，可以完整清扫颈部淋巴结[3]。后来这一概念在20世纪50年代由Martin[4]支持和推广，他声称：“任何旨在保护副神经的技术都应该受到明确谴责”。当时Martin是纪念斯隆-凯特琳医院头颈外科主任，非常具有影响力。因此，许多年来，经典性

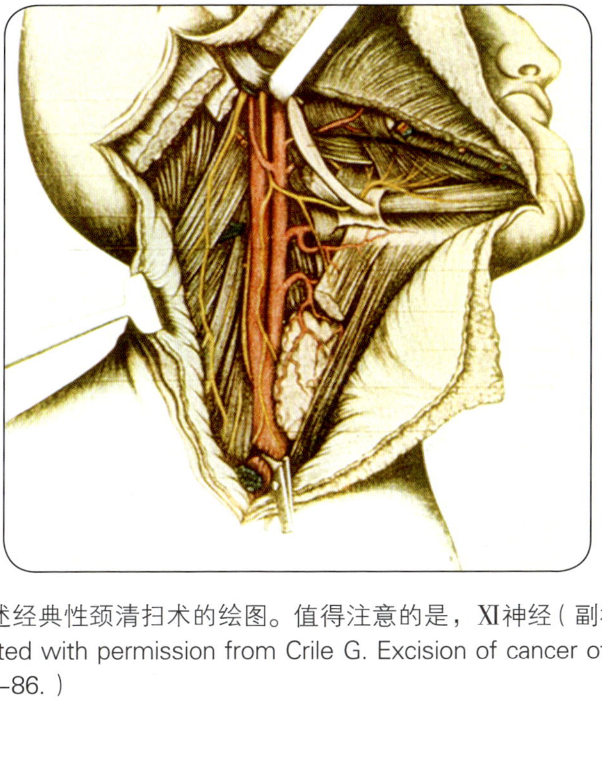

图3.1　Crile用于描述经典性颈清扫术的绘图。值得注意的是，Ⅺ神经（副神经）和舌下神经被保留了下来（Reprinted with permission from Crile G. Excision of cancer of the head and neck. JAMA. 1906;47:1780–86.）

颈清扫术一直被认为是治疗颈部肿瘤的唯一可接受手术方式。

切除副神经往往会导致致残性肩痛和肩部活动受限。此外，无论同期手术还是间隔数年分期手术，切除双侧颈内静脉可导致抗利尿激素分泌失衡、脑水肿和面部淋巴水肿变形[5]。20 世纪 40 年代，这些并发症促使外科医生对经典性颈清扫术进行改良，如保留副神经等。

适应证

1. 颈部多发淋巴结转移，特别是颈后三角区副神经周围的淋巴结转移。
2. 位于上颈部、临床查体、影像学明显的较大转移性肿瘤或多个相互融合淋巴结；术中明确侵犯胸锁乳突肌、副神经或两者均受累的。
3. 颈部转移淋巴结活检切口选择不当时，活检过程中的组织损伤、术后炎症和瘢常常使肿瘤与胸锁乳突肌、副神经或颈内静脉的层次不清。如果在原切口进行颈清扫术，增加了保护胸锁乳突肌、副神经、颈内静脉的难度。

手术步骤

患者取仰卧位，颈部过伸，必要时垫高肩部，头部转向对侧，放置头圈固定。

在第二章中讨论了经典性颈清扫术的常用切口。切口的选择主要取决于原发肿瘤的位置、颈部的长度以及颈部是否需要切除部分皮肤。例如，当经典性颈清扫术联合全喉切除术时，可以选择围裙式切口。如果颌下区淋巴结广泛转移，需切除表面的皮肤时，可以在颈部肿瘤附近做弧形切口联合改良的 Schobinger 切口。

在颈阔肌深面游离皮瓣。然而，根据颈部肿瘤的侵犯程度和范围，如有必要可在颈阔肌浅面游离皮瓣，将颈阔肌留在肿瘤侵犯的区域内一并切除。

下颌下三角和颏下三角的清扫

下颌下三角和颏下三角的清扫步骤如下：

- 图 3.2A：随着上皮瓣的游离，注意将游离平面保持在下颌下腺表面筋膜（颈深筋膜浅层）的浅面。如果此时下颌下腺外露，提示游离平面太深，识别面神经下颌缘支可能会很困难。向上“推”（而不是捏）上皮瓣或颈阔肌，有利于在正确的解剖层面游离皮瓣。
- 图 3.2B：在切除下颌下前淋巴结和下颌下后淋巴结时，注意识别并保护面神经下颌缘支。可以让助手展开 3~4 个手指，轻轻按压下颌骨下缘，将该区域的组织展平。主刀医生将 3~4 个手指放在助手手指下方约 1 cm 处。然后，主刀医生和助手相互协调上下移动手指，滑过覆盖下颌下腺和下颌骨下缘的筋膜。以这种方式滑过筋膜通常可以使外科医生能够透过薄层筋膜看到下颌下腺的踪迹，有时透过下颌下腺表面的筋膜可以看到面神经下颌缘支；从下颌角前下方 4~5 mm 处开始，在下颌下腺上

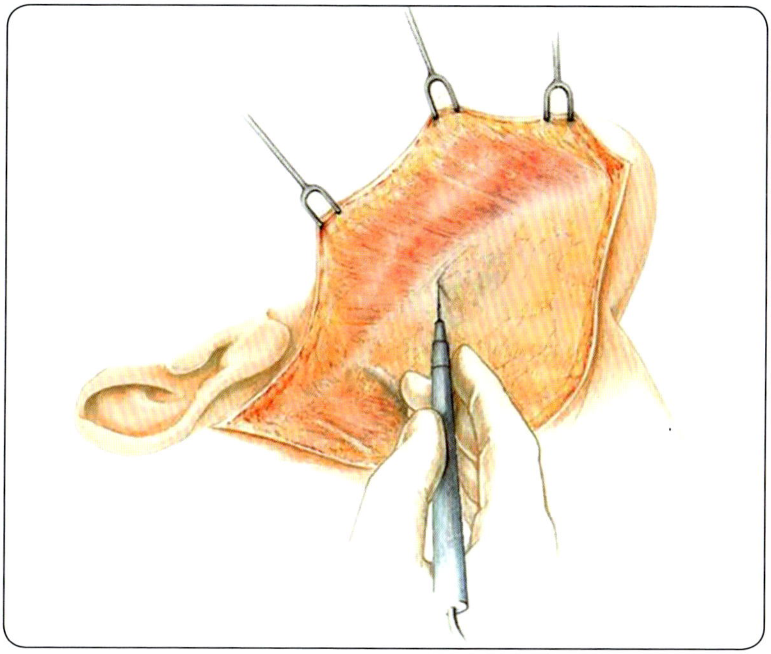

图 3.2A

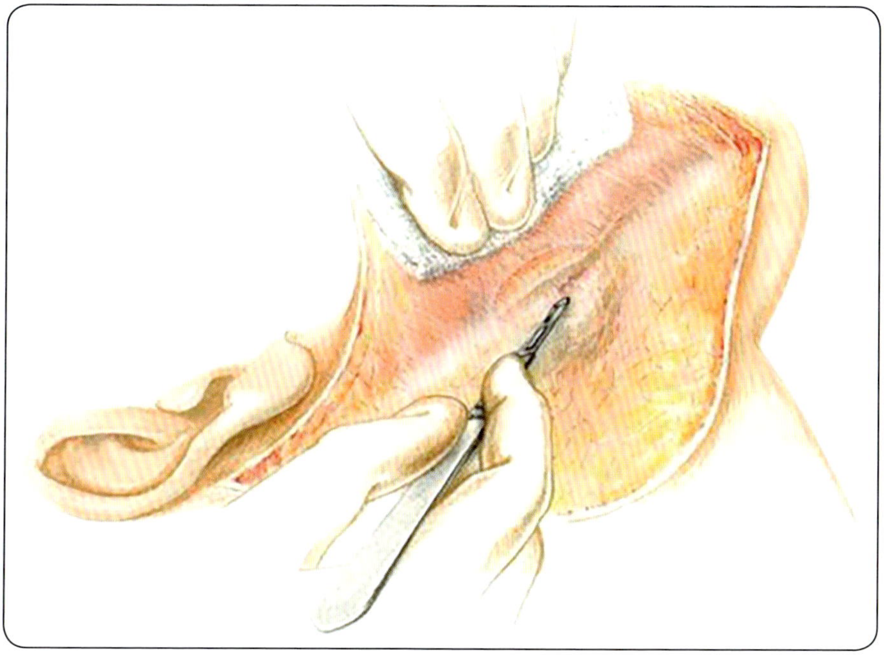

图 3.2B

缘切开筋膜 1~2 mm。这个切口非常“浅”，沿着平行于下颌骨下缘的方向向前切开 1.5~2 cm。

助手用手指轻轻向上推切开筋膜上缘，同时主刀医生向相反的方向推切开筋膜的下缘。使用双极电凝处理小血管，以保持视野无血迹。反复上述操作，直至清晰显露面神经下颌缘支。

- 图 3.2C：面神经下颌缘支位于颈深筋膜浅层深面、面动静脉浅面，钝性分离面动静脉周围脂肪组织，在面神经下颌缘支以下可以显露出面动静脉。同样方法，将面神经下颌缘支下方或内侧的下颌下前淋巴结和下颌下后淋巴结显露，当这些淋巴结被肿瘤侵犯时，最好将附着在它们表面的颈阔肌一块切除。在这种情况下，显露和保留面神经下颌缘支可能是不现实的，也是不可取的。

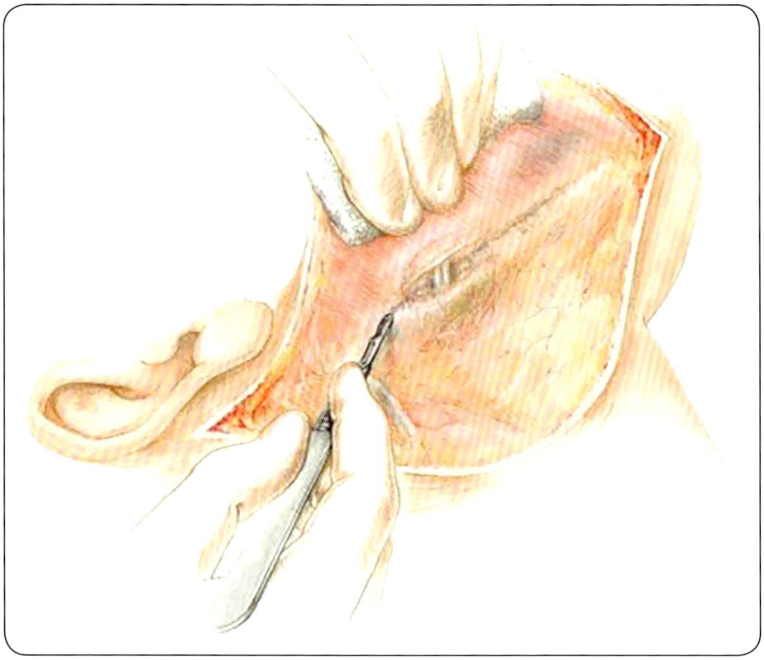

图 3.2C

- 图 3.2D：当颌下淋巴结未被肿瘤侵犯，或者这些淋巴结很小并且很容易和神经分开时，把淋巴结小心地和面神经下颌缘支分离开来，切除淋巴结，保留神经。在此过程中，切断并结扎面动静脉。注意面动脉前的血管前淋巴结和面静脉后方的血管后淋巴结。

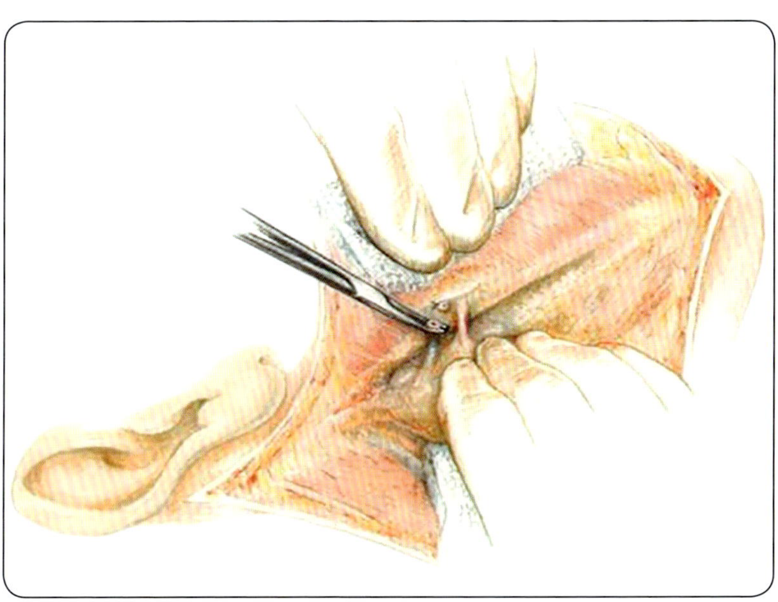

图 3.2D

■ 图 3.2E：然后沿着下颌骨下缘切开筋膜和脂肪组织，继续清扫下颌骨内侧疏松结缔组织。清扫期间建议识别和分离出以下结构：①颏下动脉（面动脉的分支）：位于二腹肌前腹和下颌骨下缘所围成的颏下三角内的深面脂肪组织内；②支配下颌舌骨肌

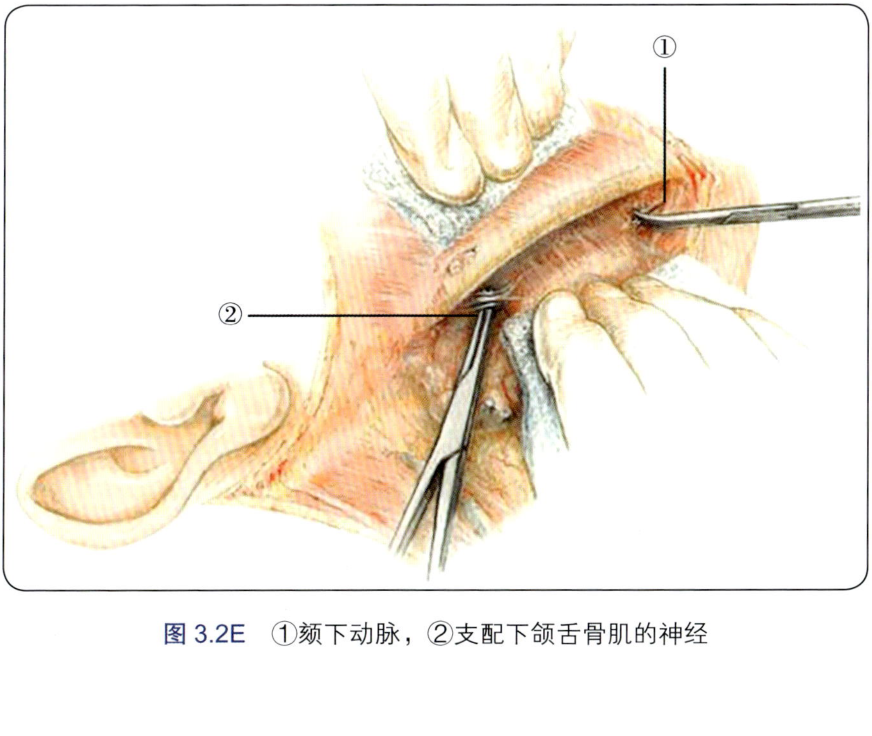

图 3.2E　①颏下动脉，②支配下颌舌骨肌的神经

的神经：通常见于下颌舌骨肌后缘与下颌角之间。一支小动脉和（或）小静脉通常与该神经伴行。在显露上述结构前，最好先结扎、夹闭或凝闭这些小血管，以免这些血管向上缩回下颌骨下方，导致难以控制的出血。完成上述操作后，如果原发肿瘤侵及范围不妨碍，术者可将指尖放在下颌下腺后上方，并轻轻地向前下方推。由于下颌下腺周围组织非常疏松，该操作相对简单。这样就可以在舌骨舌肌外侧制造一个平面，便于后期下颌神经节和下颌下腺导管的显露和离断，同时不会损伤舌下神经和伴行血管。

- 图 3.2F：此时，如果手术范围包括颏下三角，中线处的上皮瓣必须游离到下颌骨下缘高度。颏下三角的清扫开始于该三角的上端的“顶点”，紧邻下颌骨的下方，二腹肌前腹与下颌骨的附着点之间。通常，此处会有一条小动脉向上延伸，可能需要结扎或钳夹。然后，用血管钳钳夹住组织的顶端，向下清扫。该三角区顶端附近常常有一枚淋巴结，因此，清扫中包含这个区域非常重要。将颏下三角的脂肪组织从二腹肌前腹和下颌舌骨肌表面清扫下来，向下一直到舌骨水平。该区域的筋膜脂肪组织可以达几毫米厚并且容纳了一些淋巴结，下唇癌和口底前部癌患者的转移淋巴结位于该区域内。

  另外，如果清扫中不包括颏下三角，下颌下三角区的清扫则从沿二腹肌前腹切开筋膜和筋膜脂肪组织开始。

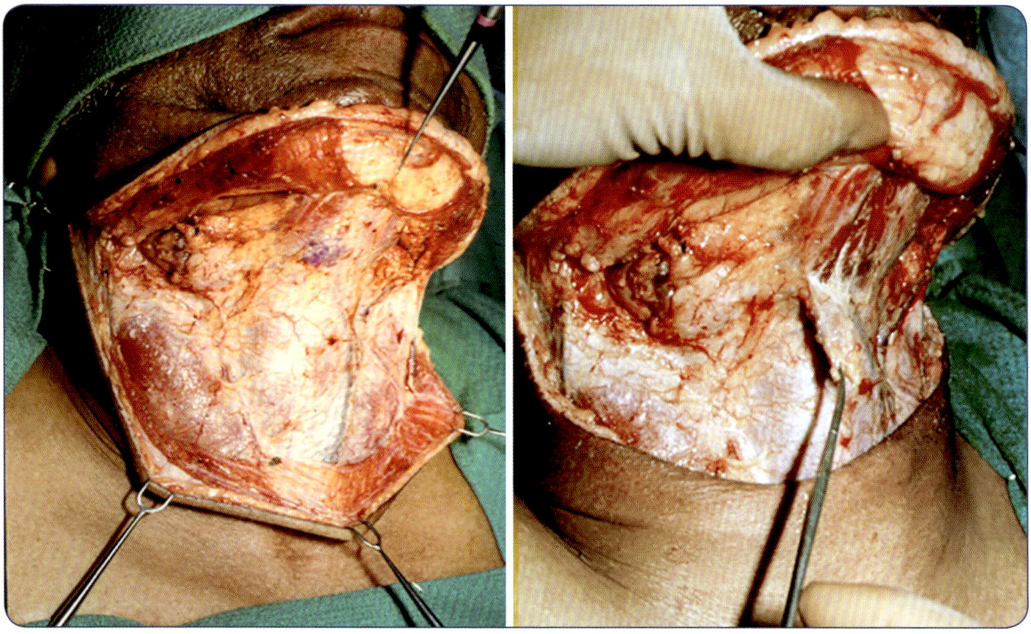

图 3.2F

■ 图 3.2G：然后剥离同侧二腹肌前腹的筋膜，因为切除组织向后回缩，移除下颌舌骨肌外侧含有淋巴结的筋膜脂肪组织。这个区域的“彻底”清扫是很重要的，因为它包含颌下腺前淋巴结，这可能是口底和舌淋巴引流的第一梯队。

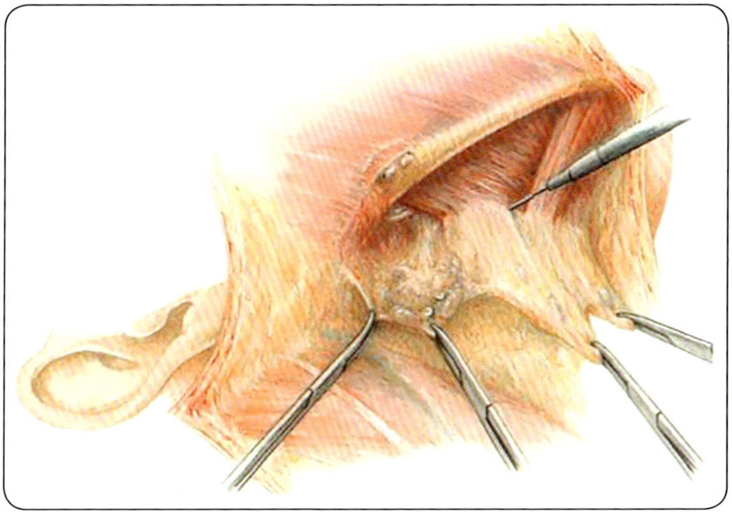

图 3.2G

■ 图 3.2H：当清扫到下颌舌骨肌后缘时，使用 Richardson 或者 Greene 牵引器将该肌肉向前牵拉，这样就显露出了某种程度上相互平行但位于不同平面的三种结构，从外侧到内侧、从上到下依次是：①舌神经，②下颌下腺导管，③舌下神经。

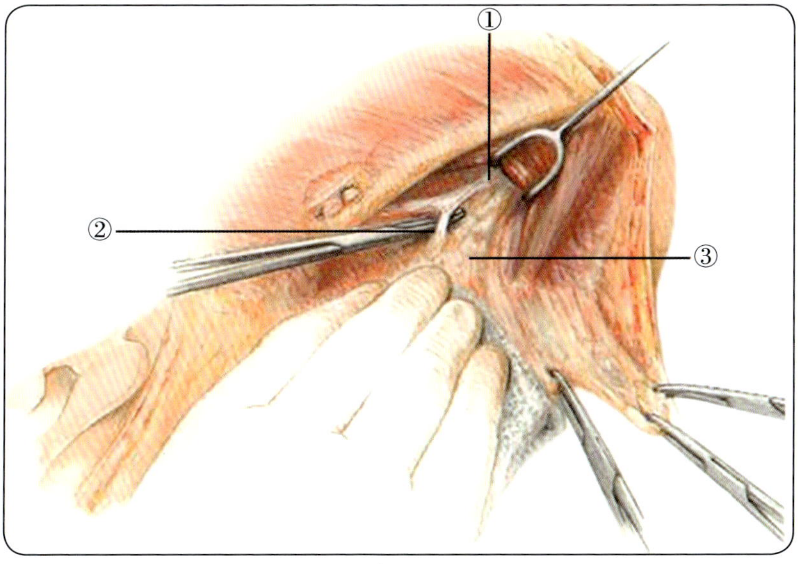

图 3.2H　①舌神经，②下颌下神经节，③下颌下腺导管

很容易看到舌神经和向下延伸的下颌下神经节。然后，神经节就可以很容易地被分离出来。

- 图 3.2I：接下来，显露并分离出下颌下腺导管。用一根手指推动松弛组织，并向这些结构的内侧推动，沿着先前制造的舌骨舌肌外侧的平面进行，这样降低了分离舌下神经时对神经造成意外损伤的可能性；舌下神经和伴随它的静脉不容易向外侧移动。注意：舌下神经在下颌下腺导管深面或内侧，分离之前使用血管钳提起。

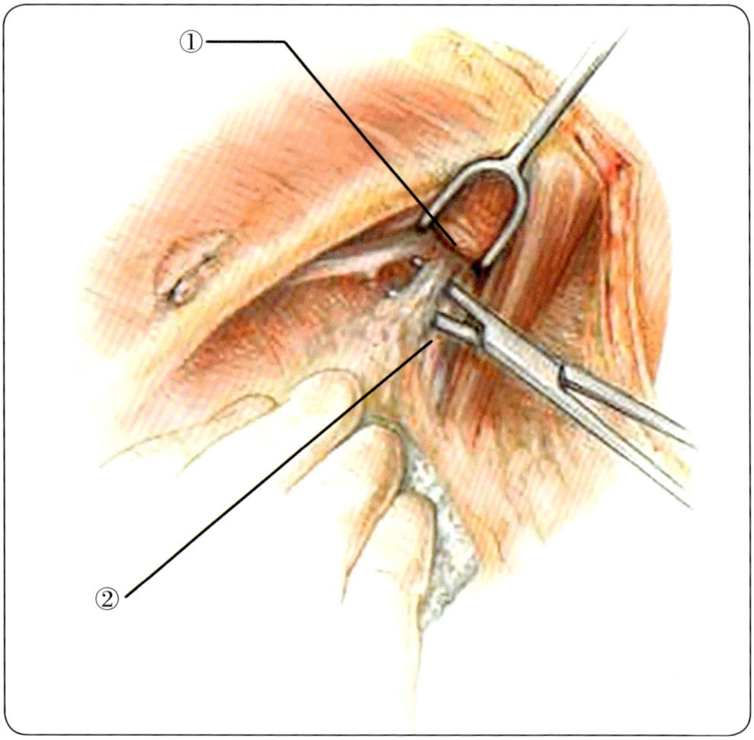

图 3.2I ①下颌下腺导管，②舌下神经

- 图 3.2J：下颌下三角区内的淋巴脂肪组织现在向前释放出来。从后方可以很容易地将下颌下三角区内的淋巴脂肪组织从舌骨舌肌和二腹肌肌腱剥离。这样做的话，舌下神经和它伴行的静脉不会受到损伤。由于标本向后缩回，面动脉被牵拉越过二腹肌的后腹，这有利于面动脉的结扎分离。这样就完成了下颌下三角区的清扫。

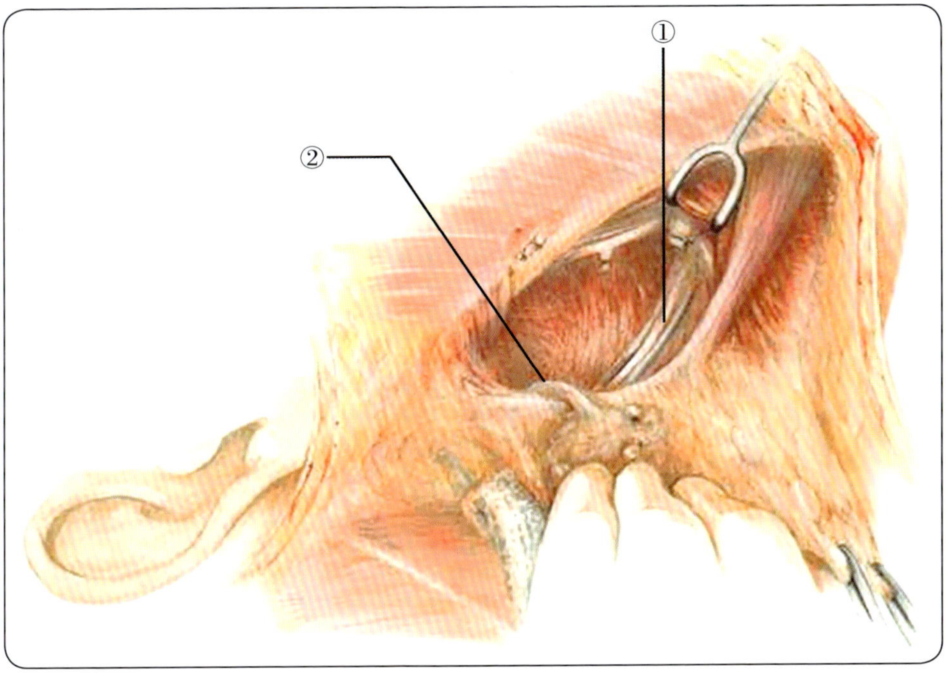

图 3.2J　①舌下神经和伴行静脉，②面动脉

外上方清扫

此区域的颈淋巴结清扫至关重要，淋巴结转移和术后复发发生在此区域，清扫时注意避免横断淋巴结，尤其注意避免紧贴或刺破转移淋巴结。

根据上颈部转移淋巴结的位置和大小，为了充分显露，可以解剖出腮腺尾部并向上牵拉，必要时将其切断。使用 Army-Navy 或者类似牵引器向上轻轻牵拉二腹肌后腹，必要时将其切除。

- 图 3.3A：需要小心识别颈内静脉最上端、副神经和舌下神经。一种安全有效的技巧是将“标本”轻柔地向下牵拉，使用精细血管钳（如蚊式钳）协助切开此处筋膜和软组织。术者可以用手指将该区域的组织展平，然后用蚊式钳的尖端钳夹起组织，形成必要的张力，一层层打开薄薄的组织，进行精细清扫。根据需要改变钳夹的角度，术者钳夹着组织，向后侧方向进行清扫。用蚊式钳尖端将筋膜撑开几毫米，透过筋膜看清楚深面的组织后再进行清扫，避免损伤深面的结构。沿着二腹肌全程重复上述操作，以显露所需结构。通常情况下，清扫该区域需要结扎或夹闭枕动脉胸锁乳突肌支和颈内静脉的小属支。如果损伤了这些血管，在血泊中匆忙钳夹，可能损伤舌下神经。

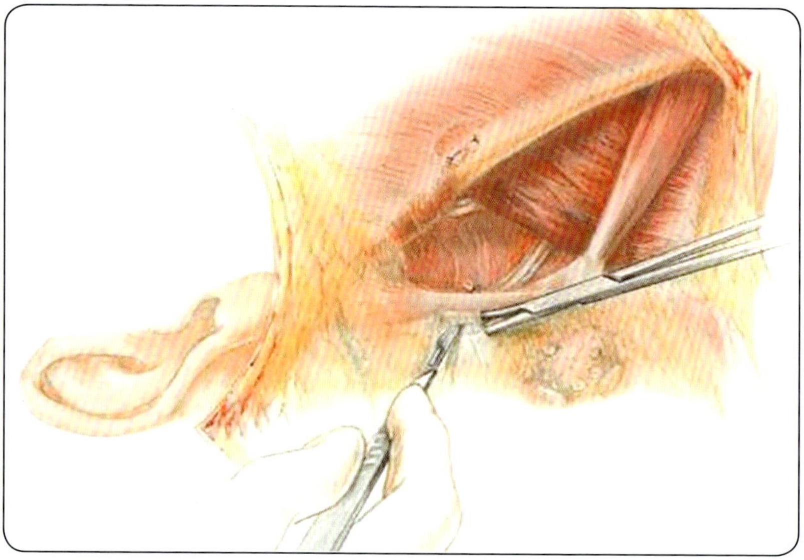

图 3.3A

■ 图 3.3B：舌下神经、颈内静脉上段的大部分及副神经已显露。

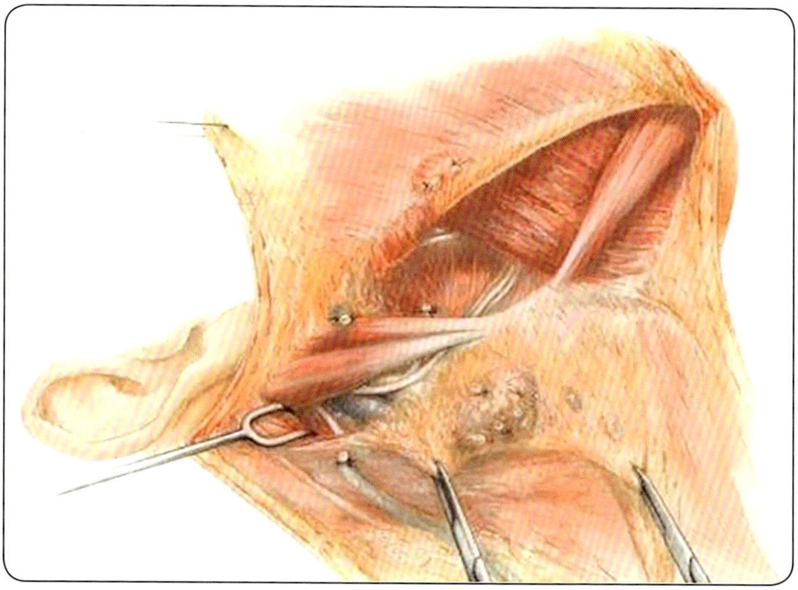

图 3.3B

■ 图 3.3C：紧邻腮腺离断颈外静脉和耳大神经。然后，靠近乳突切断胸锁乳突肌。需要注意的是，此处胸锁乳突肌前方较厚且致密，后方较薄。该操作可以在图 3.3A 步骤之前或之后实施。

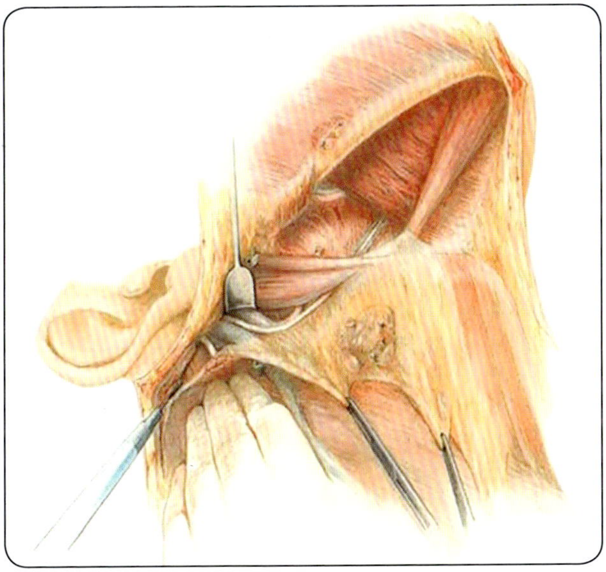

图 3.3C

■ 图 3.3D：胸锁乳突肌深面的筋膜很薄，最好从其后面打开，然后向前清扫，显露后方的头夹肌和其前方的肩胛提肌。

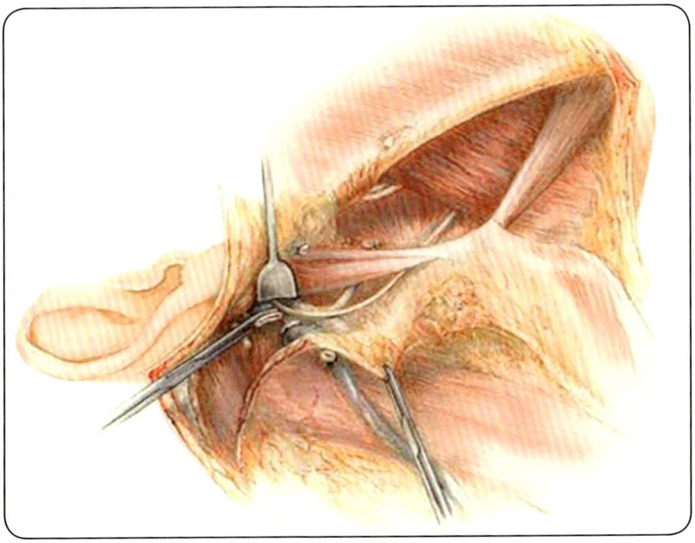

图 3.3D

切断副神经。当副神经紧邻转移淋巴结或者被转移淋巴结包裹时，应注意副神经的外观和直径。若神经增厚并且颜色发红，应怀疑神经周围肿瘤侵犯。此时，应将切断的神经末端进行冷冻切片检查。此外，尽可能将神经最上段游离出来，保留一小部分神经，以便在切除标本后进行神经移植。

如果转移灶位于颈内静脉二腹肌区域下方或位于颈内静脉中段，则首先在其上段结扎并离断颈内静脉。当肿瘤位于颈内静脉二腹肌区域较高部位时（肿瘤非常广泛，可能需要切除颈外动脉或舌下神经），最好先不处理颈内静脉上段区域，可在颈部较低的位置结扎、离断颈内静脉，沿着颈总动脉向上方清扫。这样手术标本的活动度增大，便于从颈内动脉上剥离下来，如果可能的话，也可以将颈外动脉和舌下神经分离出来予以保留。

后方清扫

后方清扫的步骤如下：

- 图 3.4A：向后方和下方沿斜方肌前缘继续清扫。然后紧贴头夹肌和肩胛提肌筋膜平面，将颈后三角区的筋膜脂肪组织向前下方清扫。将穿过斜方肌前缘的副神经和颈横血管分离出来并离断。

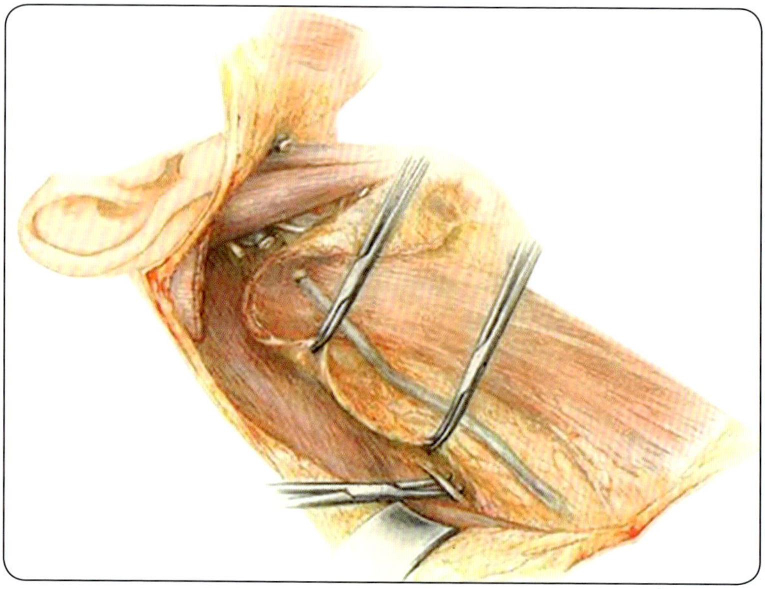

图 3.4A 离断副神经之前，先在斜方肌前缘显露出副神经

- 图 3.4B：在这部分的清扫中，保留支配肩胛提肌的神经是非常重要的，除非颈部淋巴结广泛转移无法保留该神经。颈丛神经在椎前筋膜深面发出两个或以上的分支，由内上向外下、由深面向浅面，支配相应颈部肌肉（箭头所示）。因此，为了保护这些神经，肩胛提肌表面淋巴脂肪组织的清扫，必须在肩胛提肌筋膜表面的平面上进行。

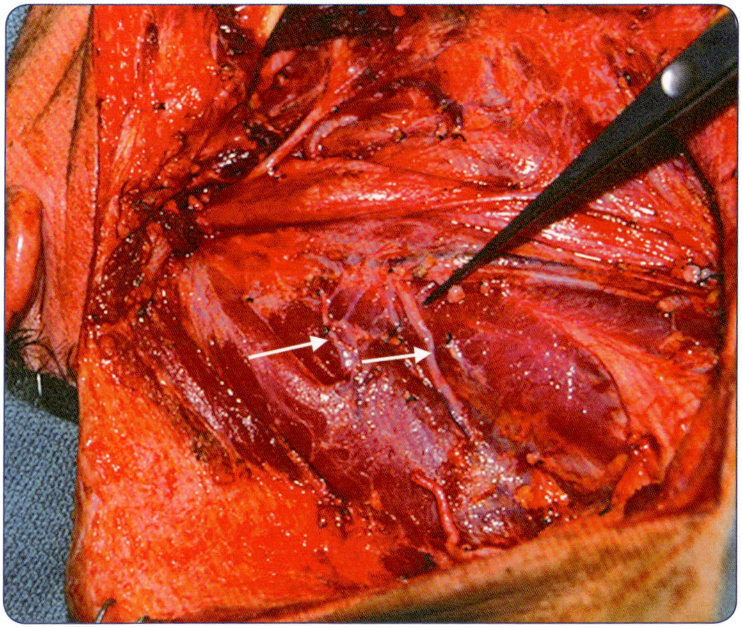

图 3.4B　箭头所示为支配肩胛提肌的神经

下方清扫

下方清扫步骤如下：

- 图 3.5A：紧贴胸锁乳突肌锁骨止点和胸骨止点上方离断胸锁乳突肌。然后，在锁骨上缘逐层打开胸锁乳突肌内侧和后方的颈深筋膜浅层。

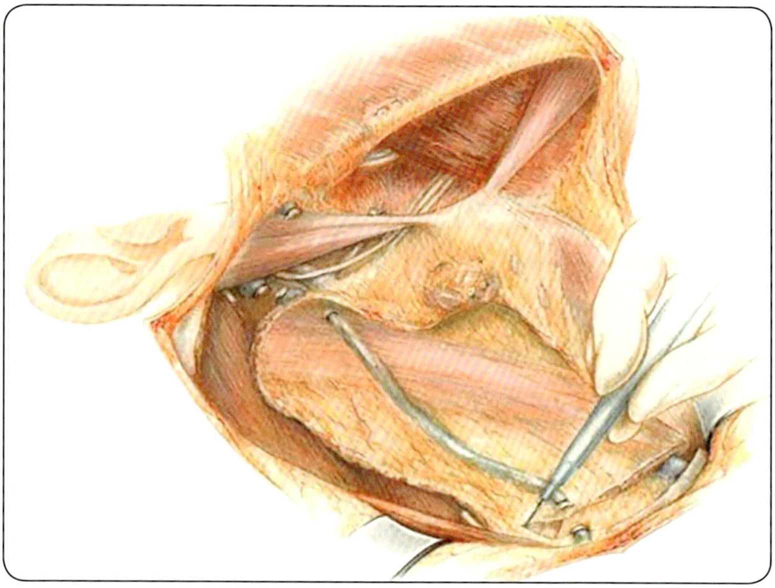

图 3.5A

■ 图 3.5B：在胸锁乳突肌止点外侧离断颈外静脉下端和肩胛舌骨肌，然后离断颈内静脉下端并结扎。

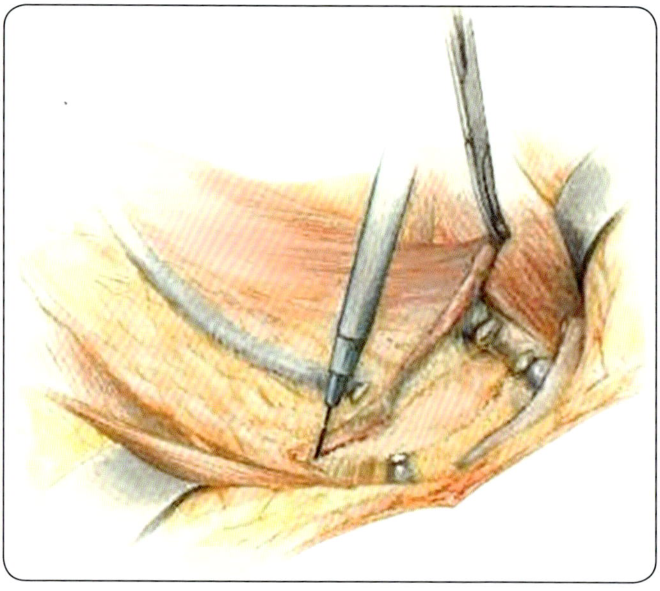

图 3.5B

■ 图 3.5C：逐层切开筋膜，显露出臂丛神经、斜角肌和膈神经，在该区域筋膜脂肪组织向上清扫。

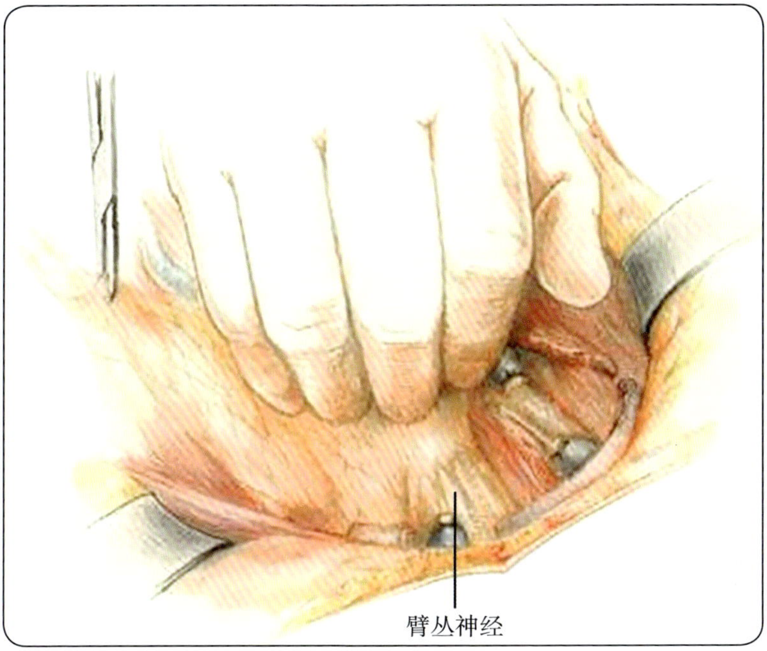

图 3.5C　臂丛神经

内侧清扫

内侧清扫的步骤如下：

■ 图 3.6A：沿着中斜角肌、臂丛神经、前斜角肌平面继续清扫。清扫过程中注意避免损伤深面的膈神经（图 3.6A）。在颈部的前下部，通常需要结扎左侧的胸导管或右侧的淋巴导管。胸导管位于前斜角肌和膈神经的浅面、颈动脉和迷走神经的深面。该区域内上述结构的解剖关系如图 3.6B 所示。先夹闭、后离断该区域的脂肪组织，以免损伤淋巴管导致乳糜漏。

■ 图 3.6B：清扫继续向上进行，离断颈丛神经皮支，保留支配肩胛提肌的神经。然后切开薄层的颈动脉鞘，显露出迷走神经、颈总动脉和颈内静脉。

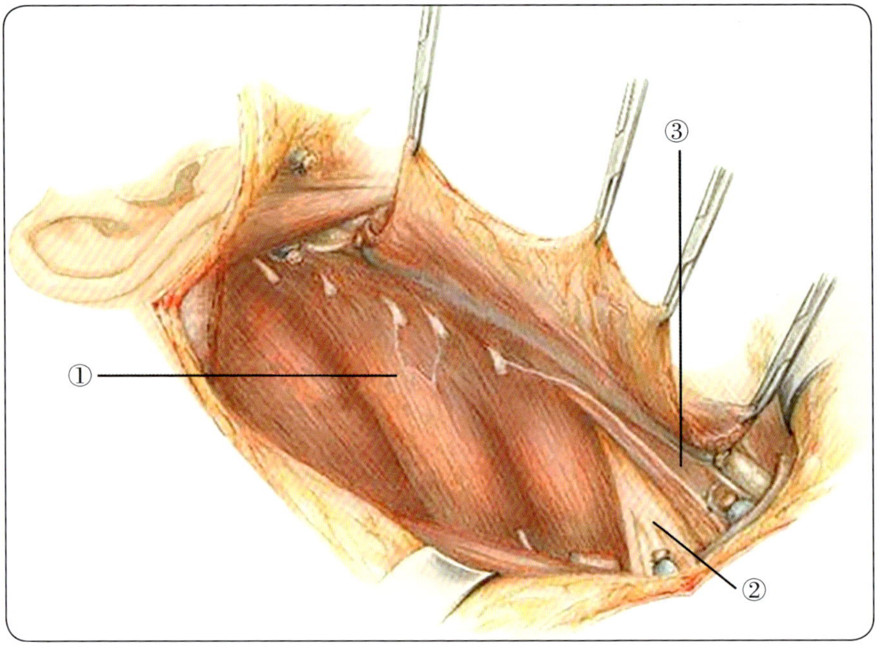

图 3.6A ①支配肩胛提肌的神经，②臂丛神经，③膈神经

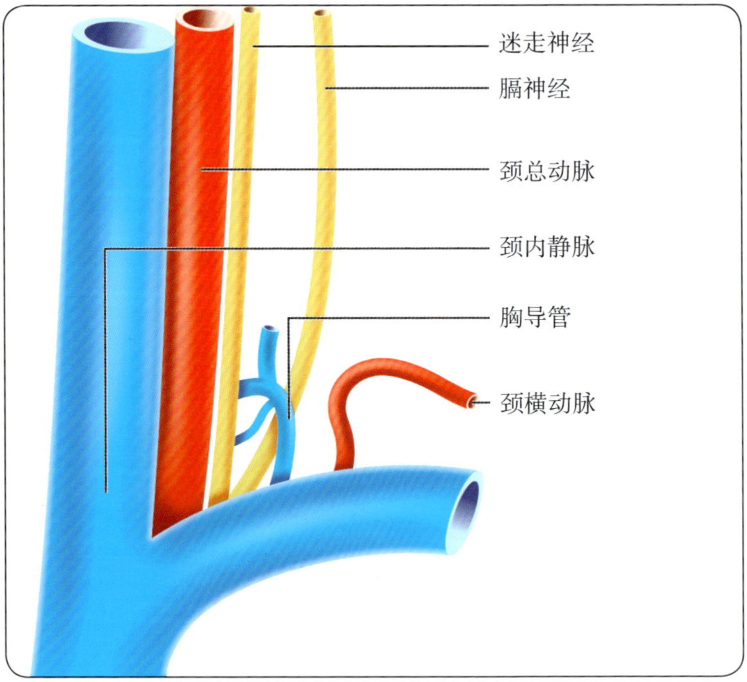

图 3.6B

■ 图 3.6C：沿着颈内静脉后内侧与迷走神经、颈总动脉之间的平面清扫。清扫的内侧界是带状肌的外侧缘。如图 3.6C 所示，此时离断肩胛舌骨肌的上腹。

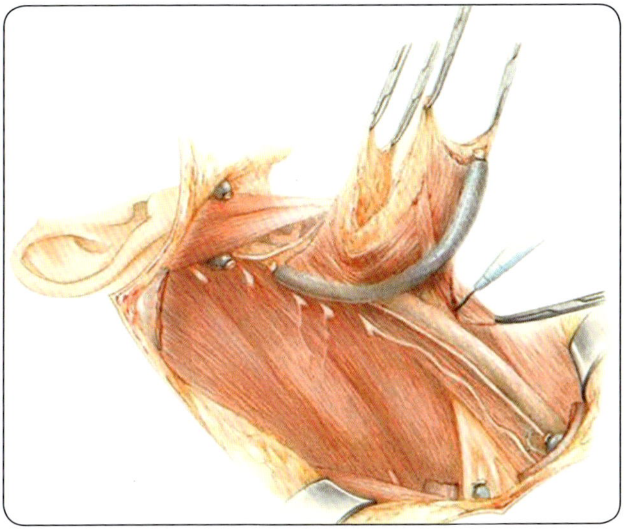

图 3.6C

■ 图 3.6D：继续向上清扫，甲状腺上静脉、面总静脉和舌静脉通常在舌下神经水平以下分别或共干汇入颈内静脉，其中甲状腺 - 面 - 舌静脉共干是一种常见的类型，如图 3.6D 所示，汇入颈内静脉前将其离断。此处必须小心保护舌下神经。

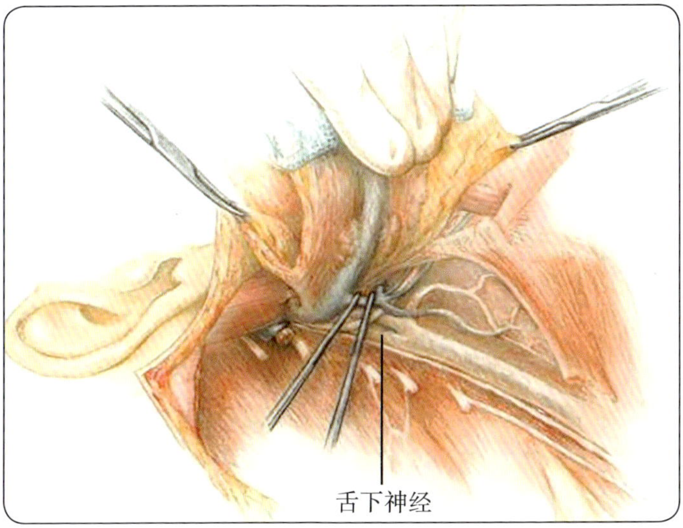

图 3.6D　舌下神经

■ 图 3.6E：清扫完成后如图 3.6E 所示。

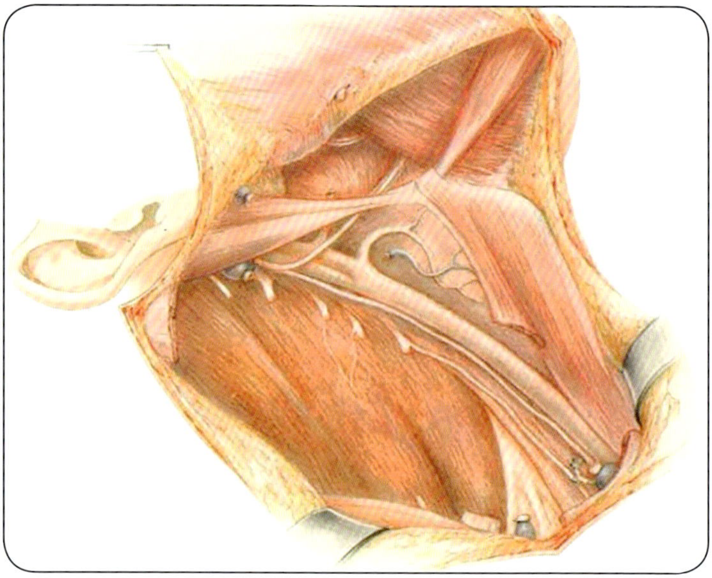

图 3.6E

通常分两层缝合切口：第一层缝合颈阔肌和皮下组织，第二层缝合皮肤。若术后发生血清肿、乳糜漏、脓肿、喉皮肤瘘，可能需要打开局部切口进行引流，因此一般避免连续缝合。

术区放置一条或两条引流管，不要将其放置在紧邻颈动脉或胸导管区域。无须加压包扎。

特殊情况的处理

双侧经典性颈清扫术

当患者需要行双侧经典性颈清扫术时，为了避免脑水肿及由此导致的抗利尿激素分泌失调综合征的发生，术者应提醒麻醉师结扎双侧颈内静脉后将输液速度减小到约 50 ml/h。此外，由于胸锁乳突肌分隔了颈外静脉与肿瘤，因此在不影响肿瘤切除的情况下可以保留颈部转移较轻一侧的颈外静脉，或者移植一段大隐静脉来替代其中一侧的颈内静脉。在以上任何一种情况下，都应当监测血清和尿液的渗透压，以指导术后补液。

参考文献

1. Towpik E. Centennial of the first description of the en bloc neck dissection. Plast Reconstr Surg. 1990; 85(3): 468-470.
2. Crile G. Excision of cancer of the head and neck. JAMA. 1906; 47: 1780-86.
3. Blair VP, Brown JB. The treatment of cancerous or potentially cancerous cervical lymph nodes. Ann Surg. 1933; 98(4): 650-61.
4. Martin H, Del Valle B, Ehrlich H, Cahan WG. Neck dissection. Cancer. 1951; 4(3): 441-99.
5. McQuarrie DG, Mayberg M, Ferguson M, Shons AR. A physiologic approach to the problems of simutaneous bilateral neck dissection. Am J Surg. 1977; 134(4): 455-60.

第四章

保留副神经的改良性颈清扫术

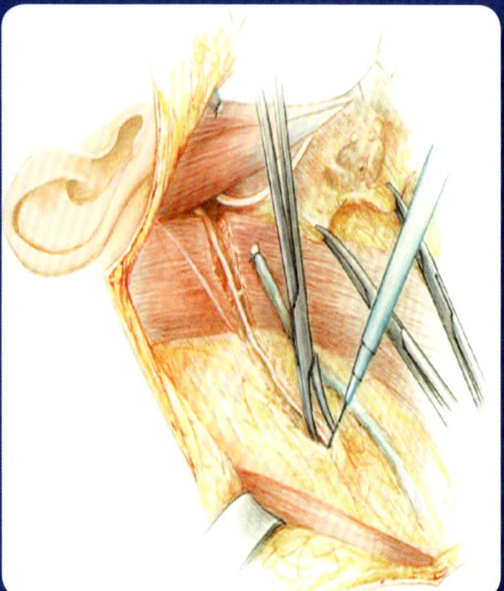

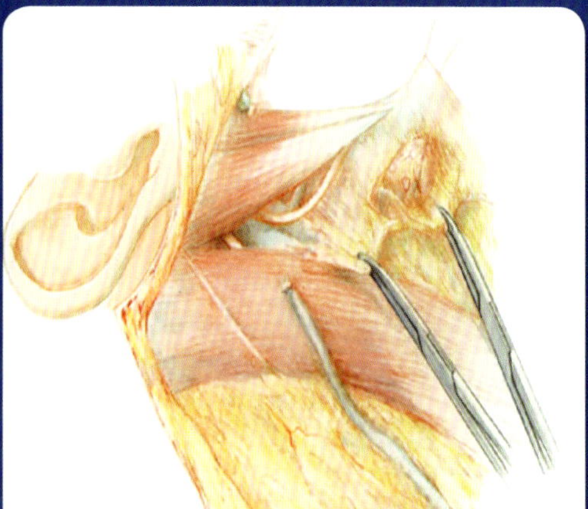

引言

该术式清扫单侧颈部 I ~ V 区的淋巴组织，保留副神经。与经典性颈清扫术一样，切除的标本中也包括颈内静脉和胸锁乳突肌。

Dargent 和 Papillon[1] 在 1945 年、Ward 和 Robben[2] 在 1951 年较早地报道了保留副神经的经典性颈清扫术。30 多年后，Saunders 等 [3] 比较了不同颈清扫术中切除、保留、重建副神经（神经移植）患者的肩关节功能。他们发现，在接受保留或移植重建副神经的患者中，超过 80% 的患者只有轻中度的肩关节功能障碍。此后，如果存在下述情况，建议保留副神经：

- 首先，绝大部分情况下，转移淋巴结未侵犯副神经。
- 其次，当转移淋巴结靠近副神经时，该神经可以被游离并保留，就像在腮腺手术中通常以该方式处理面神经。
- 再次，更重要的是，在适当的情况下，保留副神经并不影响肿瘤手术的安全性 [4-5]。
- 最后，经典性颈清扫术的相关并发症，特别是由于切除副神经而引起的肩关节疼痛和运动障碍，可以直接使人致残。

因此，在适当的情况下可以保留副神经。然而，保留副神经并不能确保术后斜方肌功能正常。在接受过此手术的患者中，部分患者出现中重度斜方肌肌电图异常和暂时性功能障碍 [6]。因此，在手术中应谨慎处理副神经，避免过度牵拉。

适应证

目前该术式主要用于：临床上有明显淋巴结转移，无论转移淋巴结的数量、大小和位置，只要副神经没有被转移淋巴结直接侵犯即可。显然，能否保留副神经需要根据术中情况确定。就像腮腺肿瘤手术中保留面神经的原则一样，只要肿瘤和神经之间存在一个清晰可见的、而非人为制造的解离层面，就可以保留副神经。

手术技术

根据第二章所述因素选择切口。

下颌下三角与颏下三角的清扫

详见第三章图 3.2A~ 图 3.2J。

外上方清扫

外上方清扫步骤如下：

- 图 4.1A：首先显露二腹肌后腹、颈内静脉最上段、副神经与舌下神经。详见第三章图 3.3A。
- 图 4.1B：用止血钳撑开副神经浅面的胸锁乳突肌，向后下方斜行离断胸锁乳突肌，

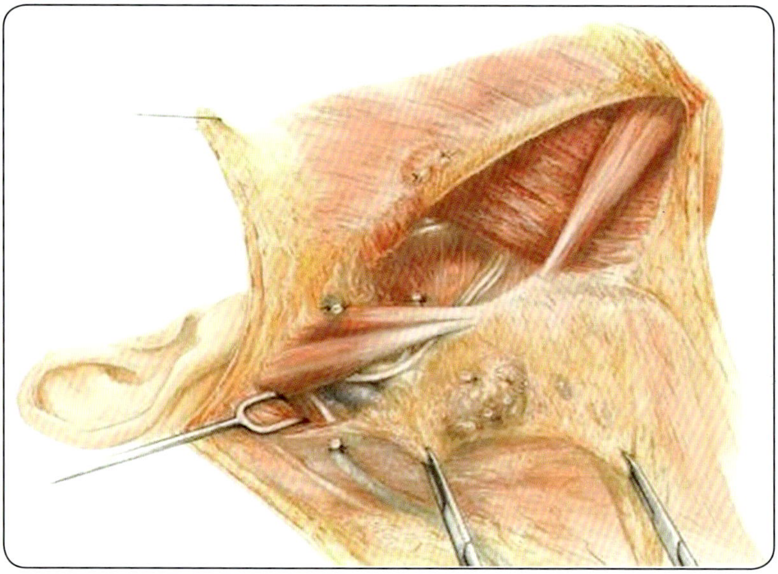

图 4.1A

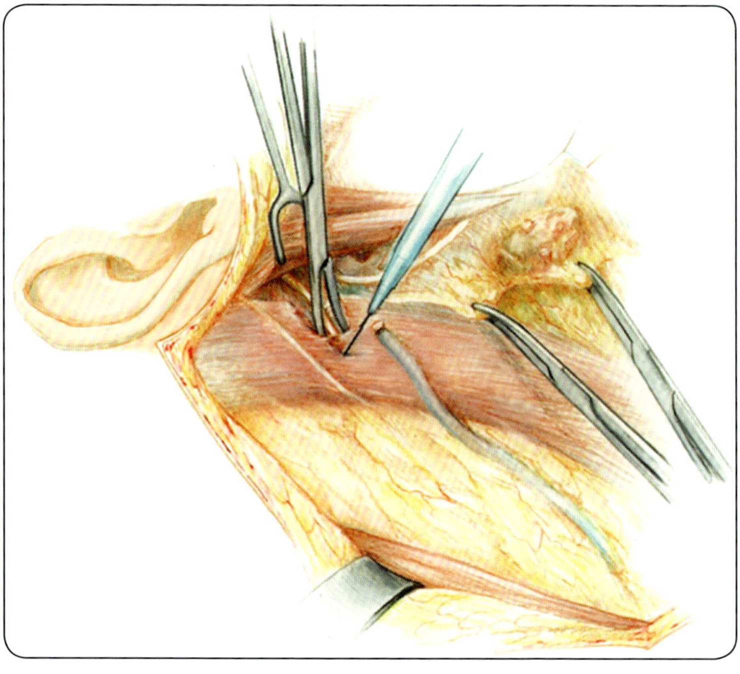

图 4.1B

以显露从胸锁乳突肌深面潜行的部分副神经。

■ 图 4.1C：以相同方法在颈后三角内显露副神经。

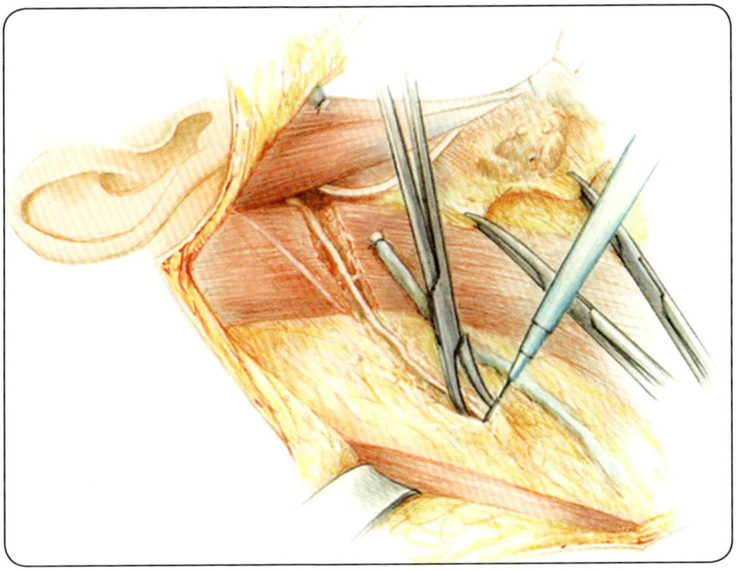

图 4.1C

■ 图 4.1D：或者，当不宜首先显露副神经头侧端时，可以首先在斜方肌前缘或颈后三角中部识别和显露副神经。然后，朝着头侧方向追踪副神经，从下到上离断胸锁乳突肌。

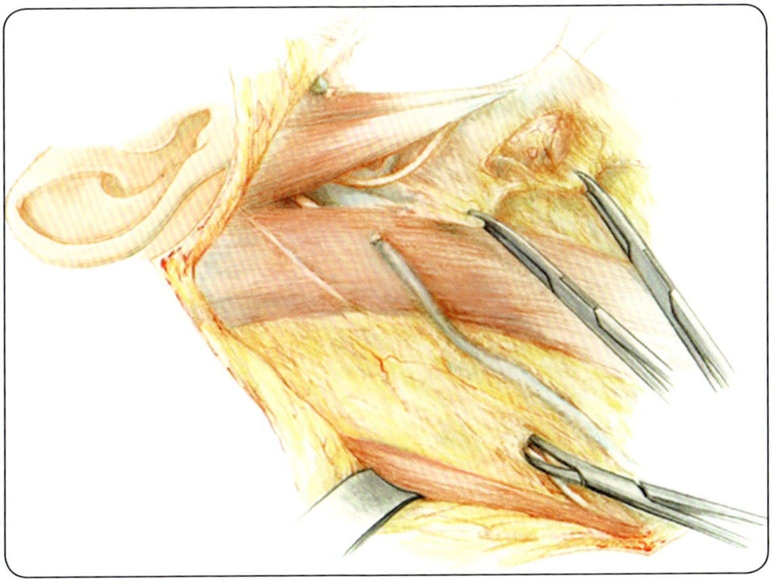

图 4.1D

■ 图 4.1E：离断副神经的胸锁乳突肌支，保留副神经胸锁乳突肌支的短残端，便于镊子或止血钳夹持，全程轻轻牵拉副神经，使其与周围组织分离。

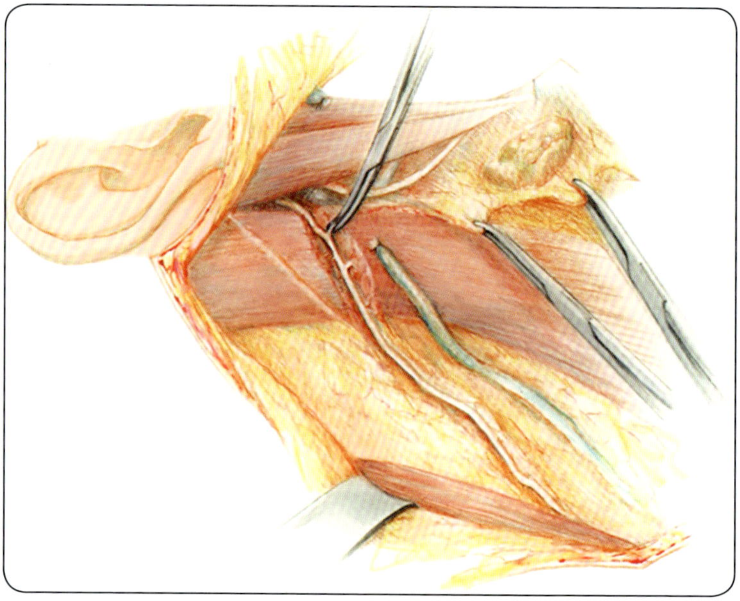

图 4.1E

■ 图 4.1F：于头侧端离断胸锁乳突肌，以显露后方的头夹肌。

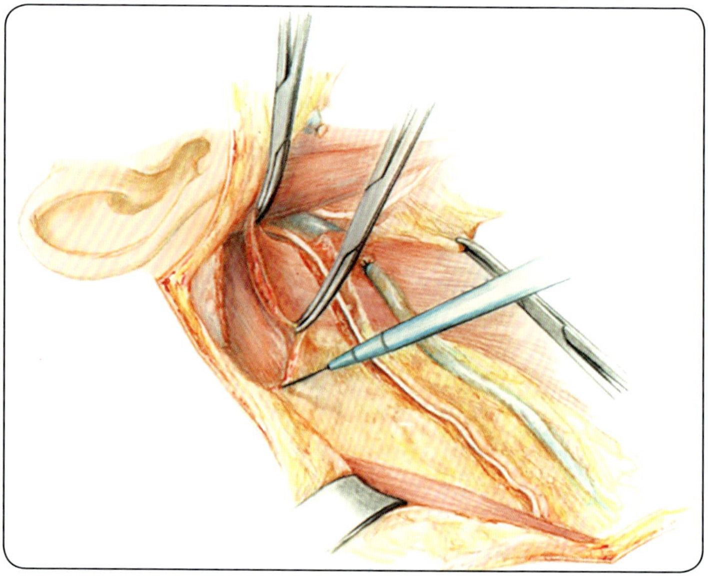

图 4.1F

后方清扫

颈后方清扫步骤如下：

- 图 4.2A：沿着斜方肌前缘朝着尾侧方向继续解离、越过头夹肌。然后将已被解离的组织在副神经深面牵出。

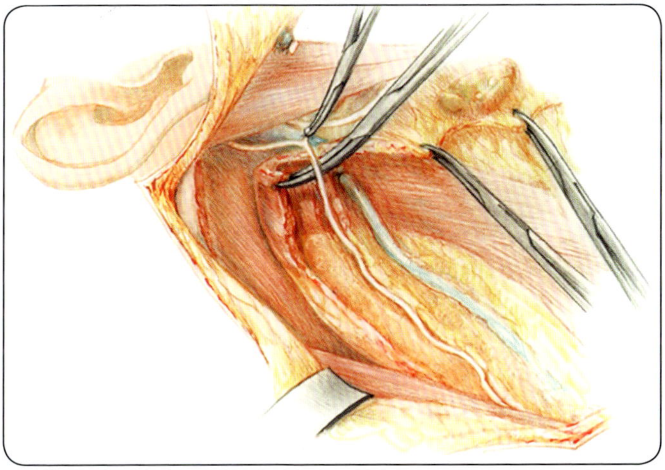

图 4.2A

- 图 4.2B：在肩胛提肌表面继续清扫。在不影响转移淋巴结的彻底切除的前提下，为了保护支配肩胛提肌的神经（箭头所示），必须将解离层面始终保持在肩胛提肌筋膜的浅面。然后将颈浅神经丛从最上方的神经干处离断，离断并双重结扎颈内静脉的上端。

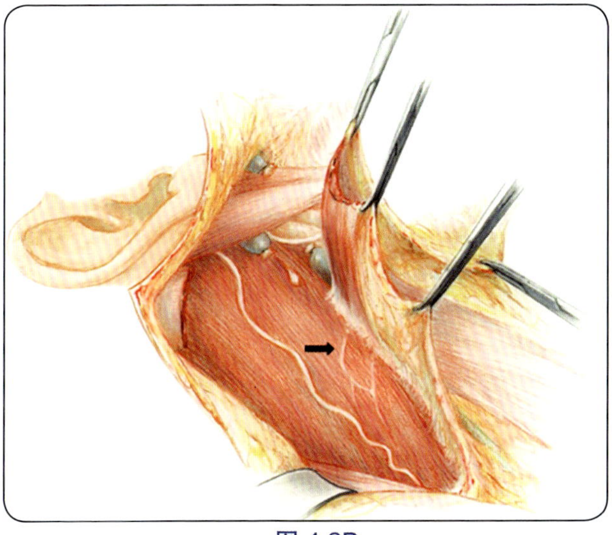

图 4.2B

下方清扫

下方清扫步骤如下：

- 图 4.3A：在颈部下方，离断胸锁乳突肌下止点、颈外静脉、肩胛舌骨肌后腹。

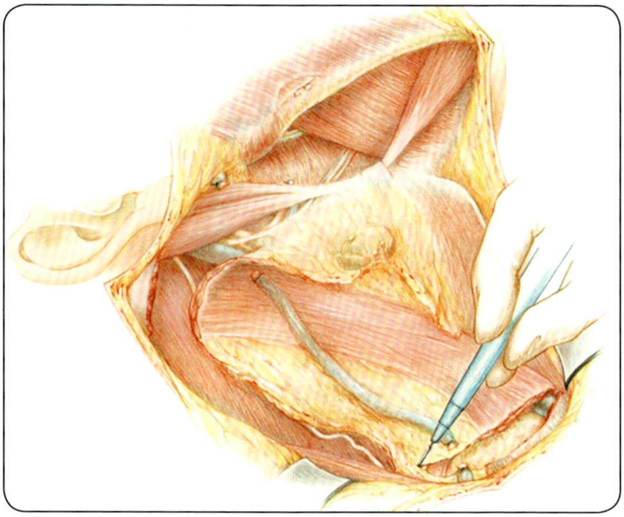

图 4.3A

- 图 4.3B：逐层分离锁骨上方的纤维脂肪组织，以显露臂丛神经和膈神经。详见第三章图 3.5A～图 3.5C。

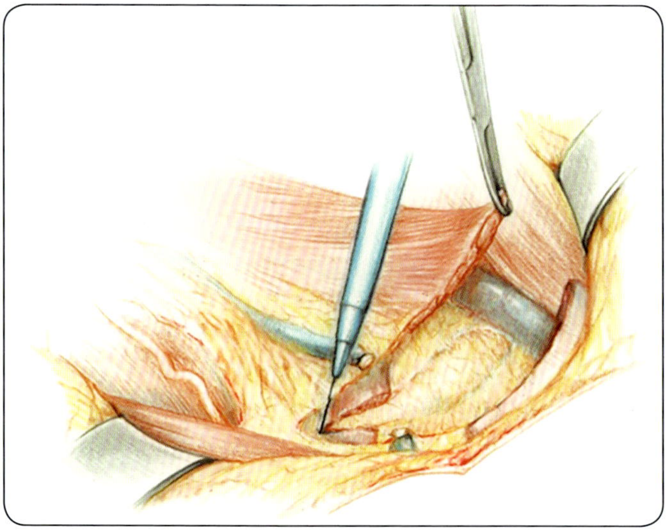

图 4.3B

内侧清扫

内侧清扫步骤如下：

- 图 4.4A：在内侧和下方可以看到胸导管（箭头所指）主干或属支，将其钳夹并离断。然后，将其余的颈丛神经根离断，于尾侧端离断颈内静脉，注意双重结扎。详见第三章图 3.6B。

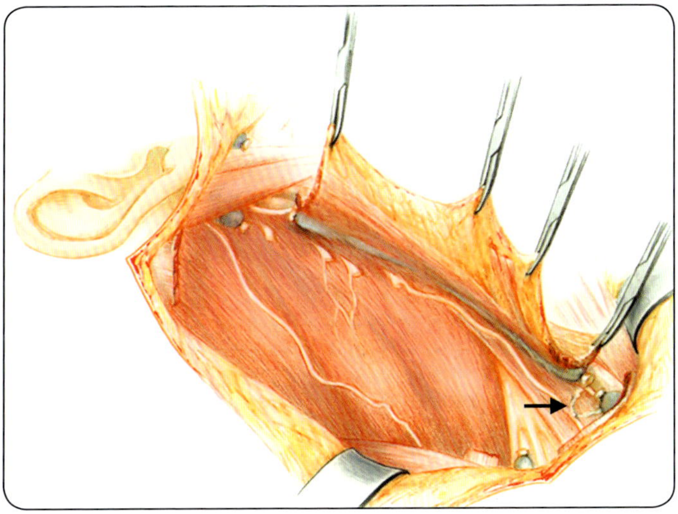

图 4.4A

- 图 4.4B：锐性分离颈内静脉、颈动脉、迷走神经之间的组织，离断肩胛舌骨肌前腹。

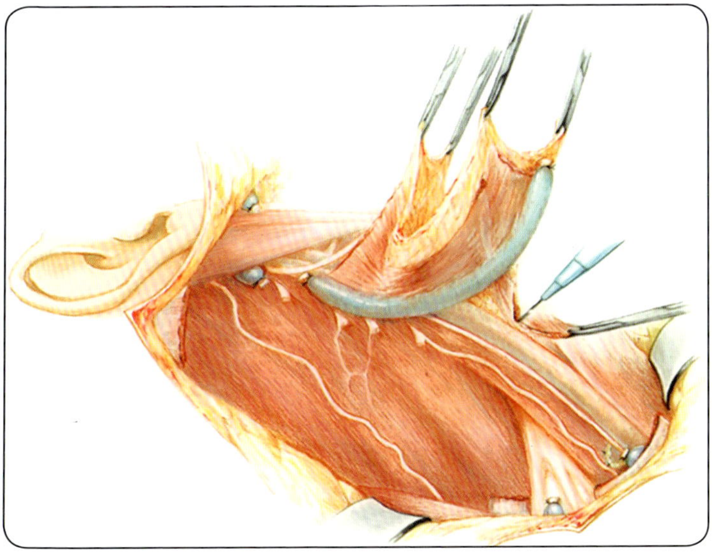

图 4.4B

■ 图 4.4C：最后，充分显露舌下神经后离断甲状腺 - 舌 - 面静脉，避免不慎钳夹舌下神经。

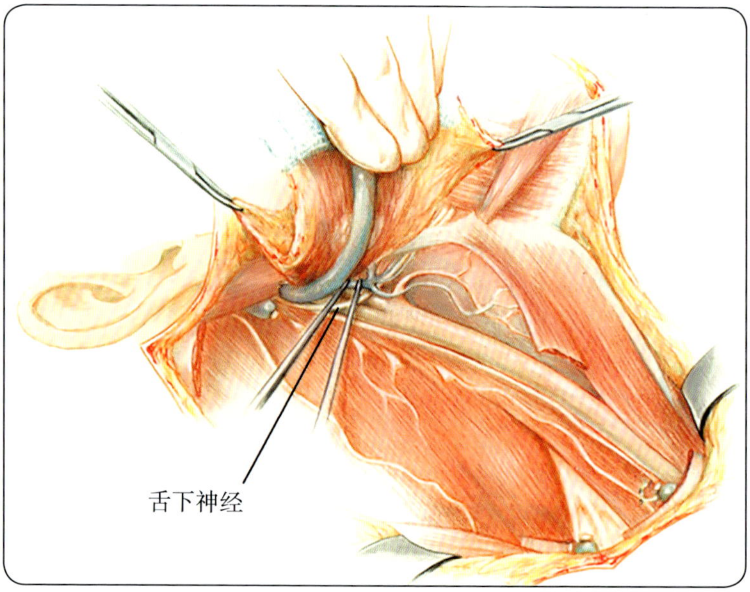

图 4.4.C

■ 图 4.4D：清扫范围与经典性颈清扫术和其他改良性颈清扫术类似：上至二腹肌后腹、下至锁骨、前至带状肌后缘、后至斜方肌前缘。

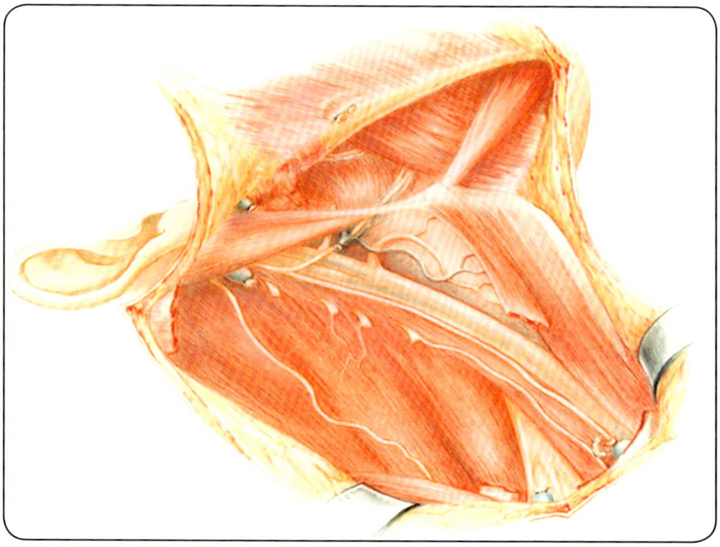

图 4.4.D 手术结束

参考文献

1. Dargent M, Papillon J. Rersultats eloignes de lévididement ganglionnaire du cou avec conservation du filet mentonier et du spinal. Lyon Chir. 1945;41:715-22.
2. Ward GE, Robben JO. A composite operation for radical neck dissection and removal of cancer of the mouth. Cancer. 1951;4(1):98-109.
3. Saunders JR Jr, Hirata RM, Jaques DA. Considering the spinal accessory nerve in head and neck surgery. Am J Surg. 1985;150(4):491-94.
4. Skolnik EM, Tenta LT, Wineinger DM, et al. Preservation of XI cranial nerve in neck dissections. Laryngoscope. 1967;77(8): 1304-14.
5. Brandenburg JH, Lee CY. The eleventh nerve in radical neck surgery. Laryngoscope. 1981;91(11):1851-9.
6. Remmler D, Byers R, Scheetz J, et al. A prospective study of shoulder disability resulting from radical and modified neck dissections. Head Neck Surg. 1986;8(4):280-6.

第五章

保留副神经与颈内静脉的改良性颈清扫术

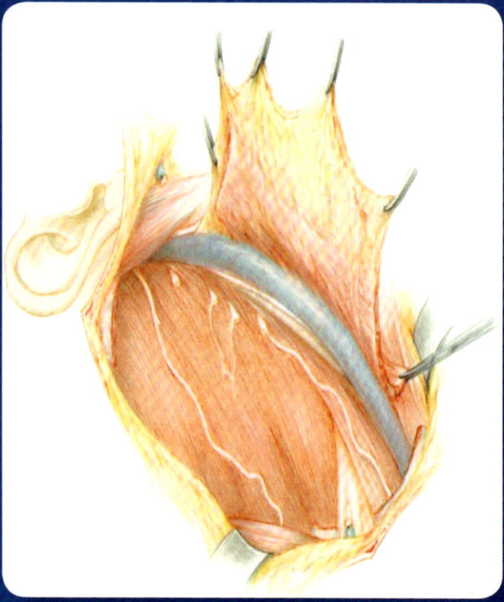

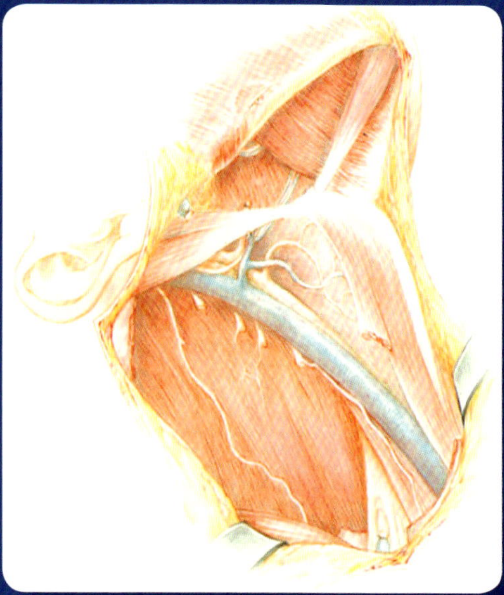

引言

本术式清扫单侧颈部Ⅰ~Ⅴ区的淋巴组织，切除胸锁乳突肌，保留副神经和颈内静脉。

适应证

主刀医生根据术中情况决定是否保留副神经和颈内静脉。只要肿瘤和神经之间存在一个清晰可见的、而非人为制造的解离层面，就可以保留副神经。当颈部多个区域的淋巴结转移时，偶尔也可以保留颈内静脉，可见于一些转移性甲状腺乳头状癌，偶见于黑色素瘤。与大多数鳞状细胞癌不同，这些肿瘤转移灶可能以膨胀性生长为主，而浸润不明显，使保留颈内静脉成为可能。当清扫颈内静脉表面的淋巴结时，注意静脉外观、颜色或厚度的改变，静脉壁受累时通常变为白色（图 5.1），主刀医生应切除颈内静脉。

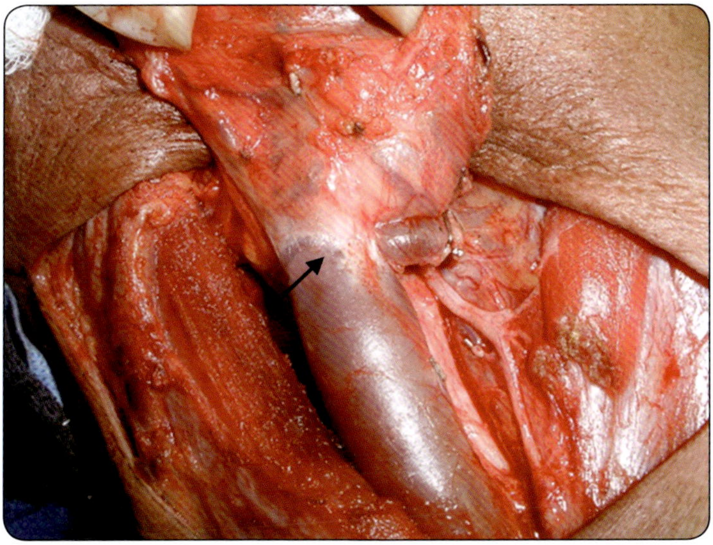

图 5.1　由于毗邻肿瘤，静脉壁呈白色、增厚，如箭头处所示

手术技术

根据第二章所述的因素选择合适的切口。

下颌下三角和颏下三角的清扫

详见第三章第图 3.2A~图 3.2J。

外上方、后方、下方的清扫

详见第四章保留副神经的改良性颈清扫术中相应内容。

内侧清扫

内侧清扫的步骤如下：

- 图 5.2A：将组织标本向前旋转，显露出颈内静脉的后部和侧面。

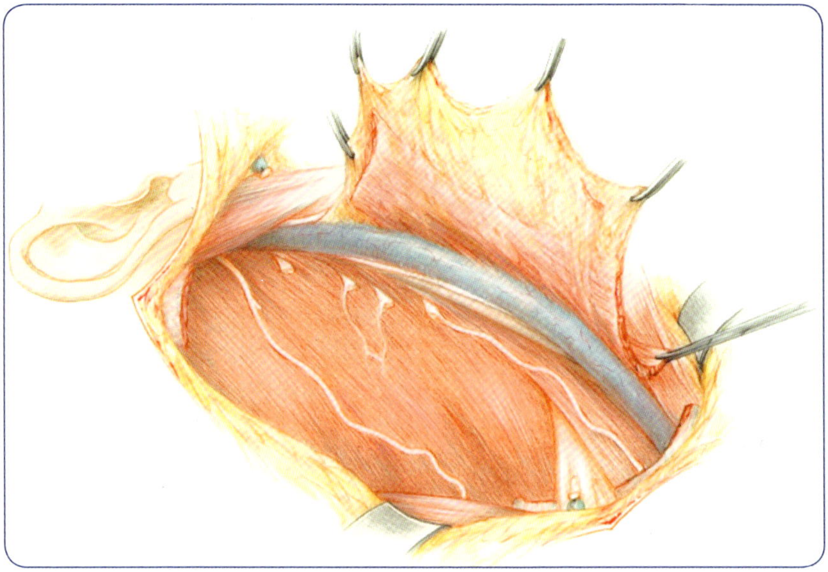

图 5.2A

■ 图 5.2B：锐性分离颈内静脉前壁及前内侧壁表面的淋巴脂肪组织，离断肩胛舌骨肌上腹。

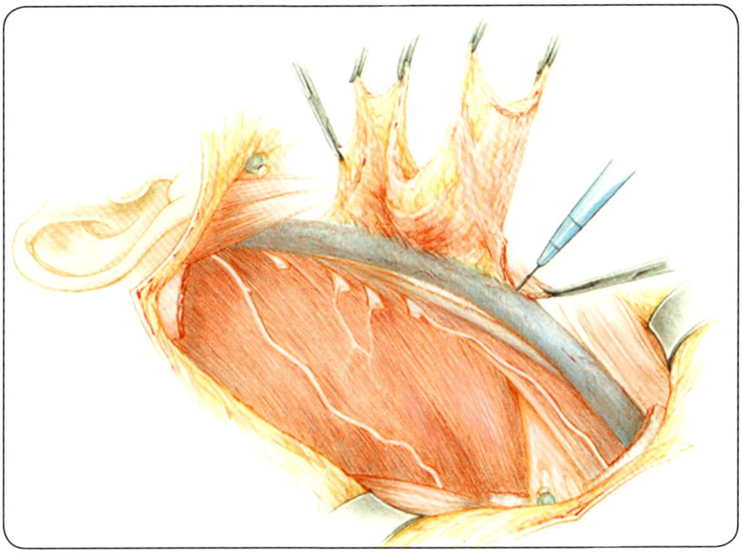

图 5.2B

■ 图 5.2C：在舌下神经平面外侧离断并结扎面前静脉，注意保护舌下神经。

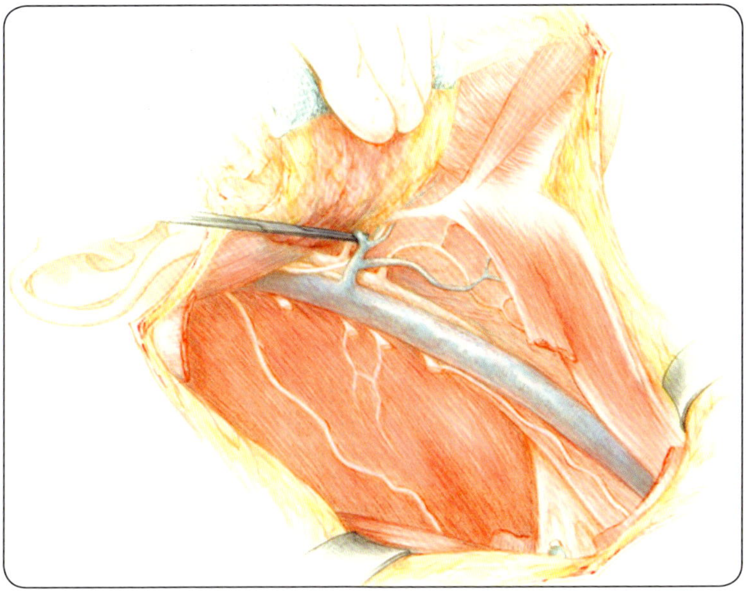

图 5.2C

- 图 5.2D：类似于经典性或其他类型的改良性颈清扫术，该术式的清扫范围：上至二腹肌后腹，下至锁骨，前至带状肌外侧缘，后至斜方肌前缘。

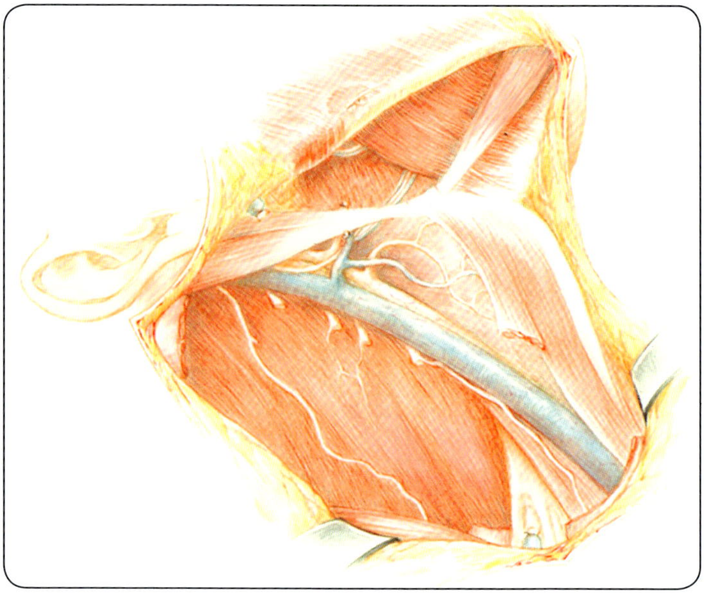

图 5.2D 保留颈内静脉和副神经的改良性颈清扫术已完成

第六章

保留副神经、颈内静脉与胸锁乳突肌的改良性颈清扫术

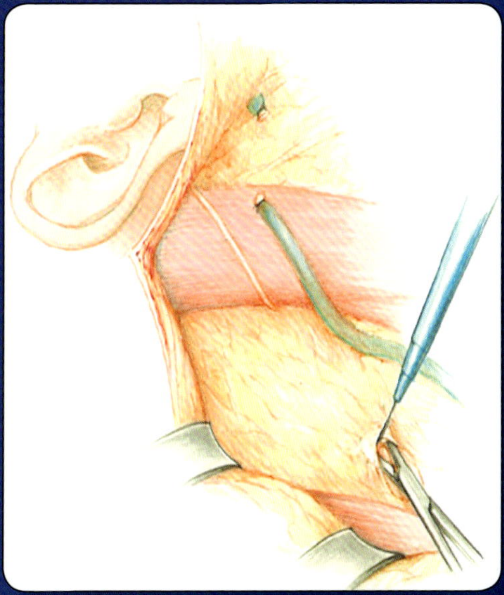

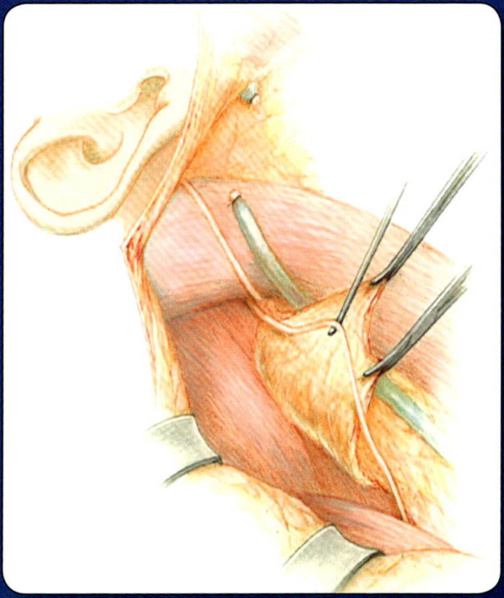

引言

该术式整块切除一侧颈侧区的淋巴组织，包括Ⅱ~Ⅴ区淋巴结，同时保留副神经、颈内静脉及胸锁乳突肌，有时可能同时清扫下颌下三角及颏下三角淋巴结。

1963 年，Osvaldo Suarez 通过对喉癌和下咽癌患者的尸检和手术标本的观察，证实了“彻底性切除包含淋巴结的颈部组织、原发肿瘤及肿瘤侵犯组织”的概念 [1-2]。因其“清除了所有的结缔组织、筋膜及淋巴结，同时原封不动地保留了肌肉、大血管和重要结构”，他将这种手术技巧称之为“功能性清扫术”。1954 年，波兰人 Miodonski 基于相同的理念报道了自己的经验 [3]。后来，Bocca 推广了这种术式，并将其命名为保守性颈清扫术，强调颈部的肌肉和血管将纤维脂肪组织分成多个隔室。包含在这些隔室内的颈部淋巴系统可通过剥离肌肉和血管的筋膜以解剖块的形式切除 [4-5]。

该手术被很多人所推崇，特别是在欧洲，被作为治疗 N0 期上呼吸消化道鳞癌患者颈清扫的首选术式，尤其当原发肿瘤位于喉和下咽时。在这种情况下，下颌下三角区的淋巴结转移风险很低，不需要切除。数位外科医生也主张将此手术用来治疗当转移淋巴结可活动且不超过 2.5~3 cm 的 N1 期患者 [6-8]。另外，Bocca 等认为这种改良性颈清扫术的适应证与经典性颈清扫术相同，唯一的禁忌是存在淋巴结固定 [9]。

目前，当分化型甲状腺癌出现颈侧区及后区可触及的淋巴结转移时，常选择这种术式。

手术技术

患者的手术体位及手术切口与经典性颈清术中的建议相似。按照经典性颈清扫术的方式，游离颈部皮瓣，必要时清扫颏下三角和下颌下三角淋巴结。当游离后方皮瓣时，注意副神经在颈后三角是非常表浅的，在此步骤中可能会受到损伤。同样，在游离此处皮瓣时，浅表的副神经常受到电刺激，从而提醒术者到了副神经的位置。

皮瓣游离结束后，根据术者习惯，可以先开始清扫颈后三角，也可从上方开始，尤其是下颌下三角已被清扫时。在本书中，我们首先清扫颈后三角。

在颈后三角解剖副神经

在颈后三角解剖副神经的操作步骤如下：

- 图 6.1A：清扫颈后三角需首先识别副神经，可在副神经穿过斜方肌前缘处识别。由于毗邻颈横动脉及一条或多条静脉，此区域副神经的显露可能受到妨碍。用蚊式钳提起一薄层的脂肪或筋膜组织，然后垂直于副神经的方向将其切开。重复这个动作，直至神经清晰可见。这时，用血管钳平行于神经并紧贴神经上方，切开覆盖在其上的组织，向头侧方向显露神经。

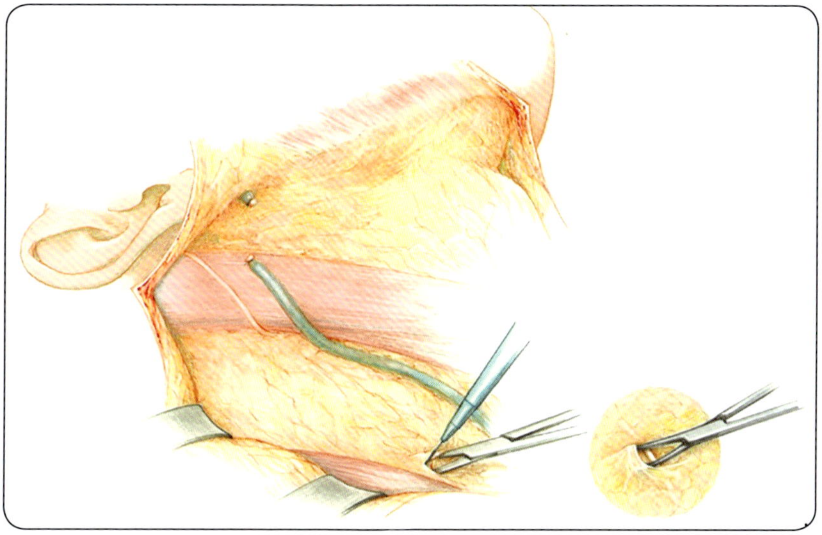

图 6.1A

- 图 6.1B：也可从胸锁乳突肌深面穿出处识别副神经，该点通常位于 Erb 点上方 1 cm 范围内。此处副神经位于胸锁乳突肌后方的纤维脂肪组织深面，因此这个位置并不是最初显露副神经的最佳区域。此外，由于颈丛神经上支平行且稍深于副神经，两者可能相互混淆。如果在此处显露副神经，再向尾侧方向将副神经从周围组织中游离出来。

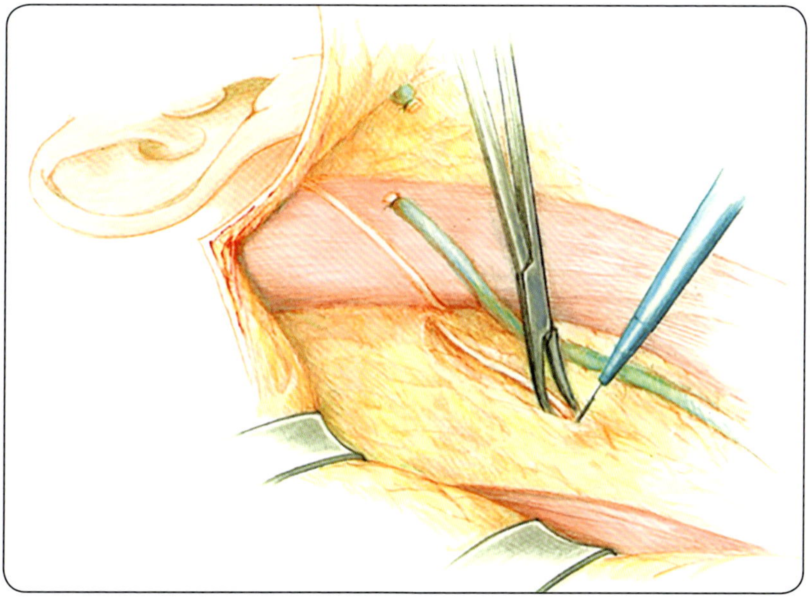

图 6.1B

■ 图 6.1C：在斜行穿过颈后三角中段时副神经更表浅，更容易被识别和显露。通常，游离后方皮瓣时可看到副神经。当清晰地看到副神经之后，用血管钳平行于神经并紧贴神经正上方，切开其表面覆盖的组织，在颈后三角全程显露副神经。注意：在此区域，副神经走行弯曲。因此，轻柔地牵拉副神经以使其拉直，有利于其解剖。

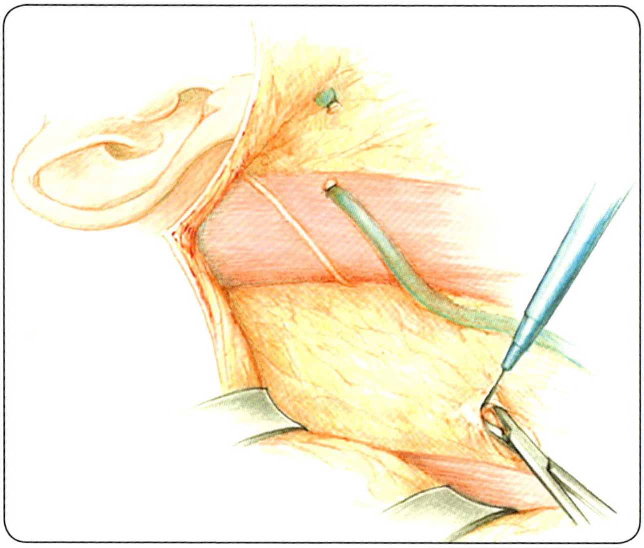

图 6.1C

■ 图 6.1D：非常轻柔地提起副神经，用手术刀在颈后三角区域将副神经自周围组织中游离出来。

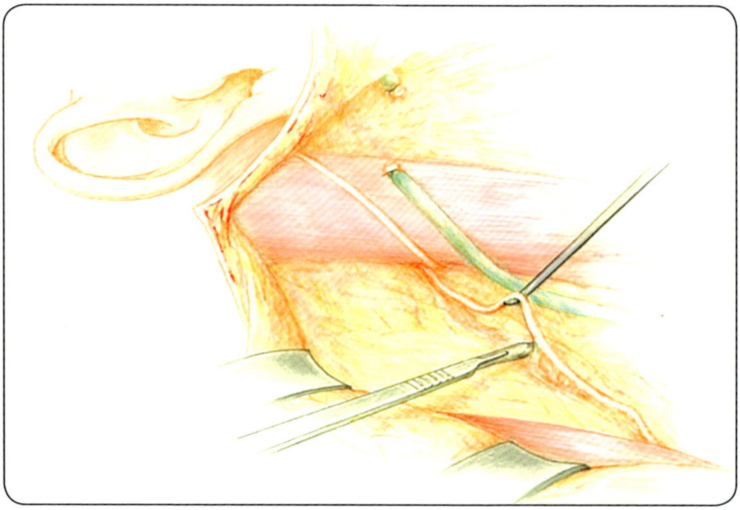

图 6.1D

颈后三角的清扫

清扫颈后三角的操作步骤如下：

- 图 6.1E：分离出副神经后，沿着斜方肌前缘切开筋膜及纤维脂肪组织。这些组织向上变薄，此处更容易到达和显露头夹肌。

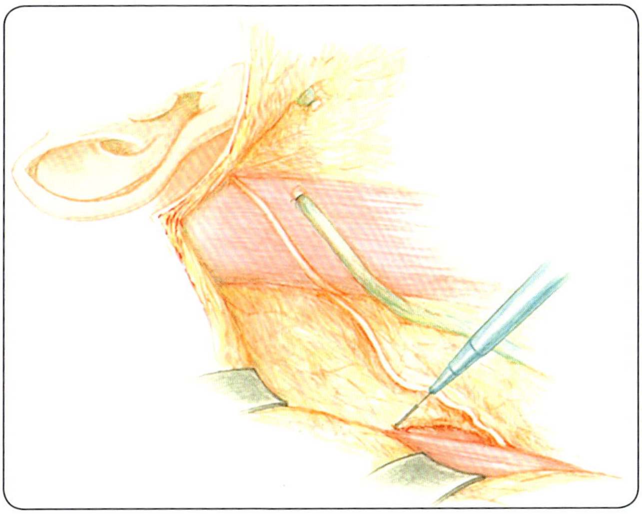

图 6.1E

- 图 6.1F：然后，将包含淋巴结的纤维脂肪组织向前下方自头夹肌、肩胛提肌上清扫下来。头夹肌的筋膜非常薄，清扫时应紧贴肌肉上方进行。

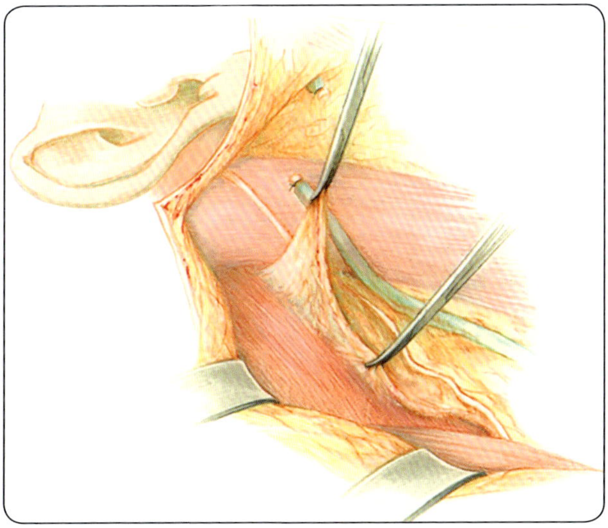

图 6.1F

■ 图 6.1G：将标本自副神经深面牵至前方。

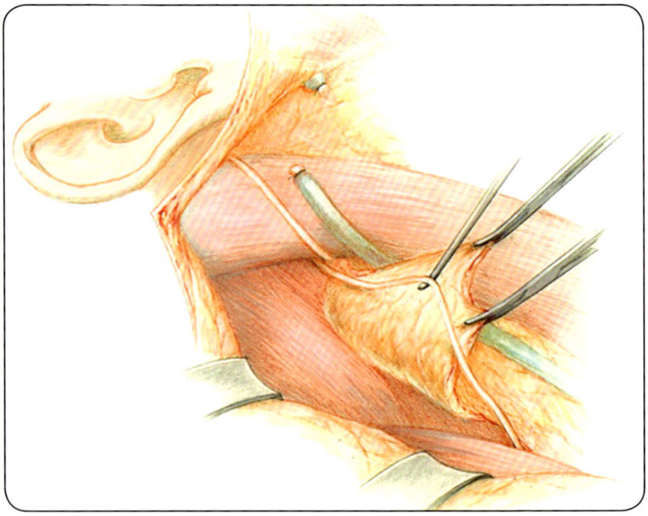

图 6.1G

■ 图 6.1H：在肩胛提肌表面进行清扫时，需尽量保留肌肉表面菲薄的筋膜以保护紧贴于其下方的神经。

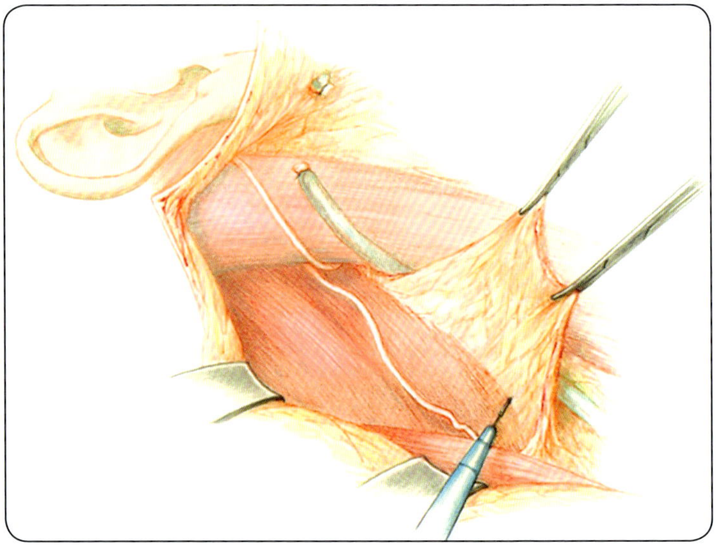

图 6.1H

■ 图 6.1I：沿着外侧及后缘切开胸锁乳突肌的筋膜。在此过程中，离断并结扎颈外静脉上段，一并清扫静脉及筋膜。大部分情况下可保留耳大神经。

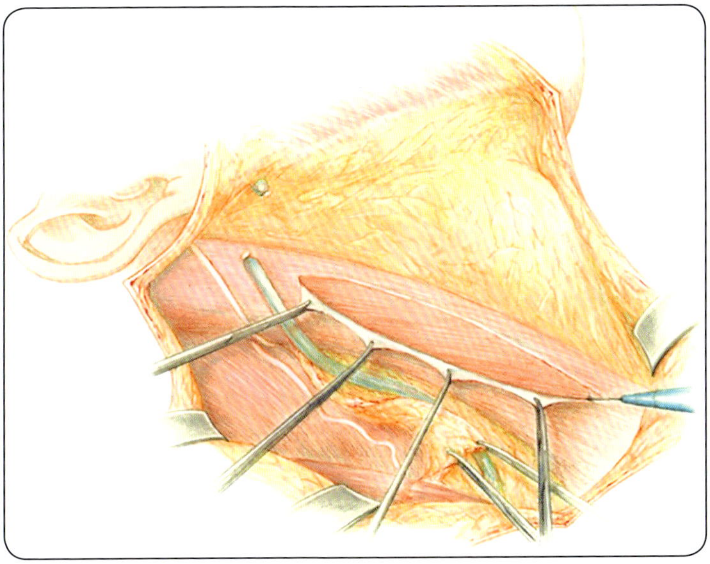

图 6.1I

■ 图 6.1J：环绕胸锁乳突肌将筋膜自肌肉上清扫下来，向后、向内游离，直至肌肉前缘。此时，可以在前方看到颈内静脉的投影（箭头处）。

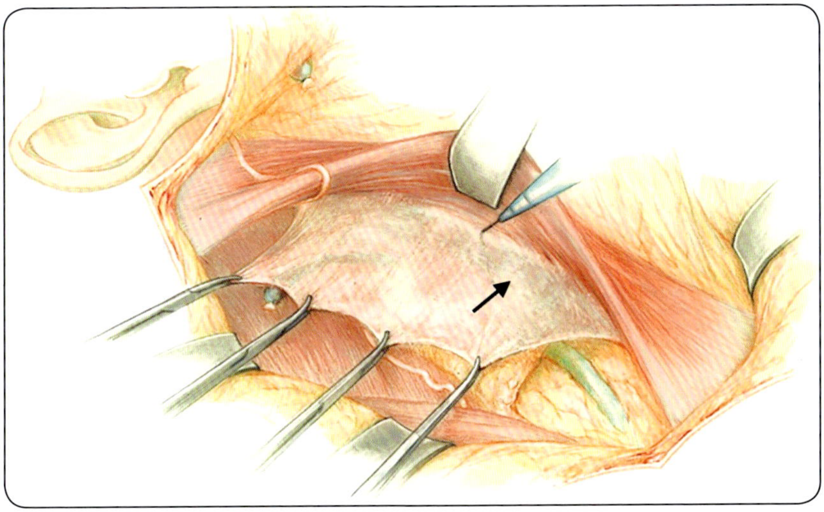

图 6.1J

■ 图 6.1K：牵拉胸锁乳突肌的下部，在颈内静脉投影与斜方肌前缘之间显露锁骨上窝。离断并结扎颈外静脉下段。然后，切开颈深筋膜浅层和数层筋膜样组织以及肩胛舌骨肌的后腹。在锁骨正上方离断颈神经丛皮支。

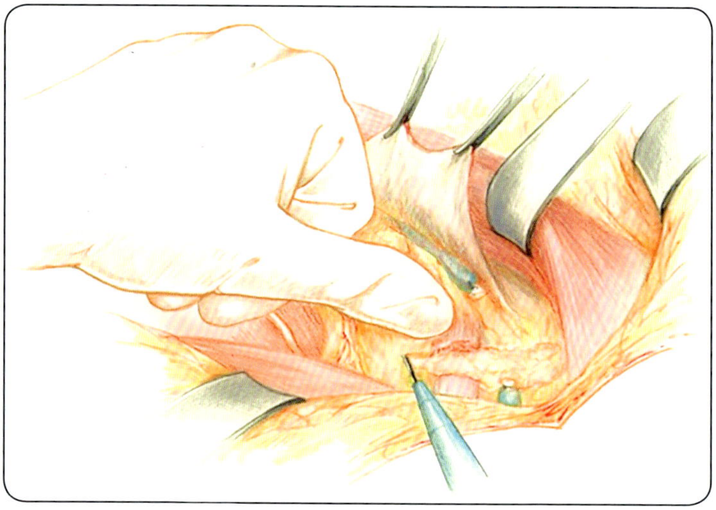

图 6.1K

■ 图 6.1L：向头侧方向清扫锁骨上窝组织，识别正确的解剖层面（斜角肌筋膜、臂丛、膈神经的表面）。应仔细识别、凝闭颈横血管的小分支，最好夹闭或结扎这些血管。

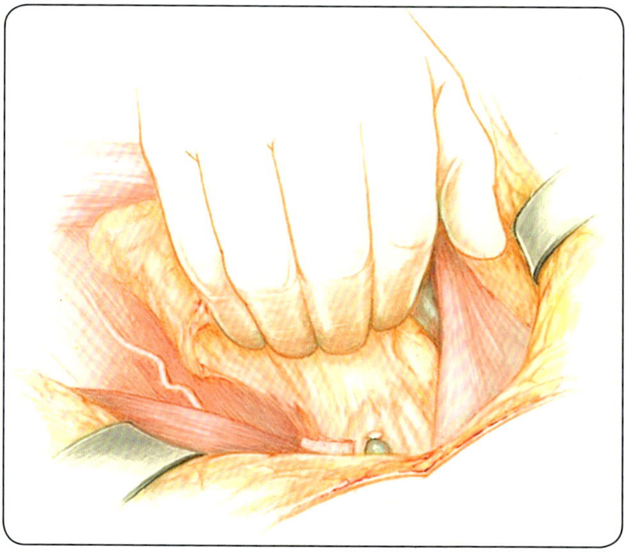

图 6.1L

■ 图 6.1M：已完全游离颈后三角区淋巴脂肪组织。

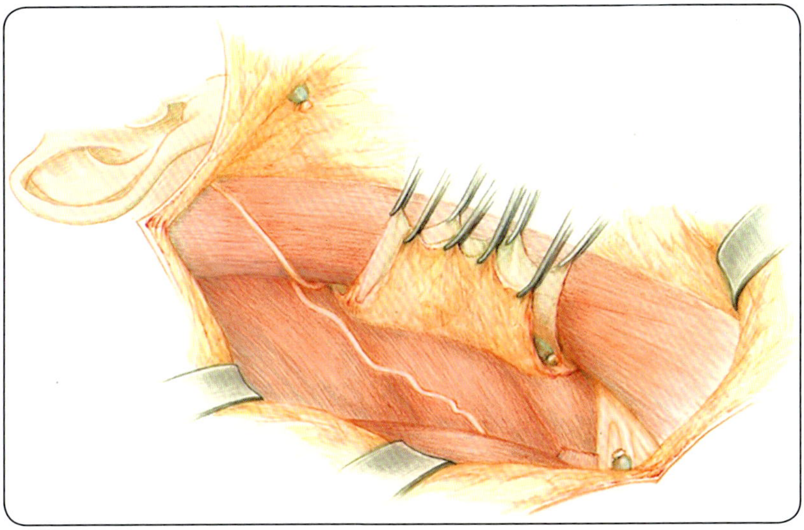

图 6.1M

上方和侧方清扫

紧贴下颌下腺逐层切开下方和后方组织，直至显露二腹肌后腹。与其他颈清扫术一样，根据肿瘤在颈部的位置和范围，比如与肿瘤相关的淋巴结很大或Ⅱ区淋巴结（颈内静脉二腹肌淋巴结）位置很高时，为确保足够的阴性切缘，可将腮腺尾部解离出来并向上牵拉或将其横断，必要时可将二腹肌后腹一并切除。

上方与侧方清扫步骤如下：

■ 图 6.2A：用 Army-Navy 拉钩或类似拉钩将二腹肌的后腹略微向上牵拉。然后，通过仔细清扫，显露出颈内静脉的最上段、副神经和舌下神经。要想安全地完成此步骤，可采用下述技术：向尾侧轻轻地牵拉“标本”，使用蚊式钳刺穿薄层组织筋膜；然后根据需要调整蚊式钳的角度，用钳子的尖端在薄薄的筋膜或组织层下轻轻向前推动。将钳子撑开几毫米，挑起一层“透明”的组织，术者便可在不损伤深面结构的情况下切开组织。

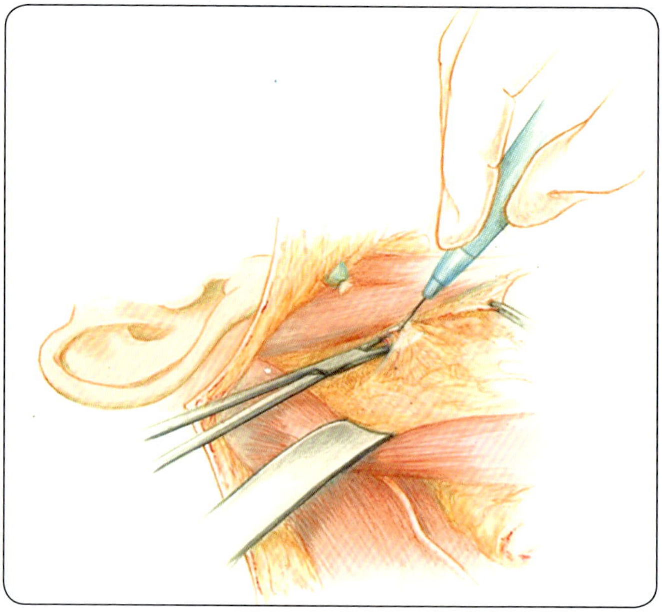

图 6.2A

■ 图 6.2B：根据需要重复该动作，以显露颈内静脉的上端、舌下神经和副神经。这部分的清扫通常需要结扎或夹闭枕动脉胸锁乳突肌支和颈内静脉的小属支；如果此时发生出血，在血泊中匆忙钳夹止血，可能会损伤舌下神经。

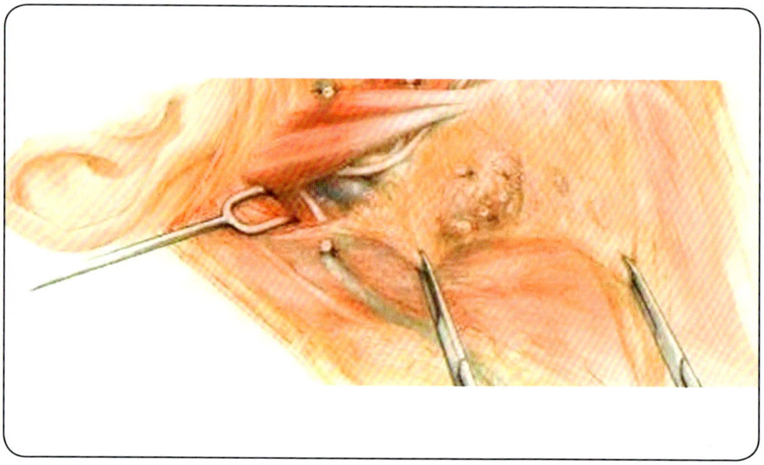

图 6.2B

■ 图 6.2C：带状肌后缘即清扫的前下界。沿着带状肌后缘继续清扫，显露甲状腺上血管和肩胛舌骨肌的上腹。

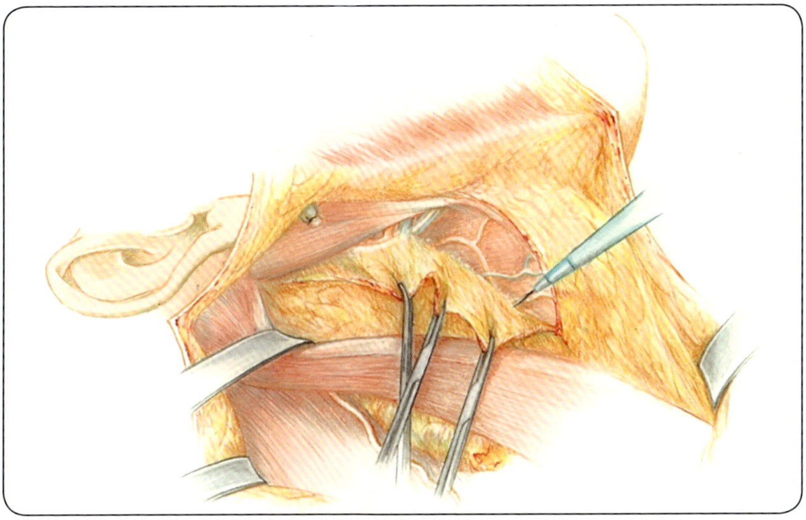

图 6.2C

■ 图 6.2D：下一步解离胸锁乳突肌筋膜，从此前切开的位置开始向前进行。继续围绕胸锁乳突肌的前缘将其筋膜解离下来，直至肌肉内侧面。向外牵拉胸锁乳突肌，继续清扫，直至在副神经进入胸锁乳突肌处显露副神经。该位置约在胸锁乳突肌中上 1/3 交界处（箭头所示）。

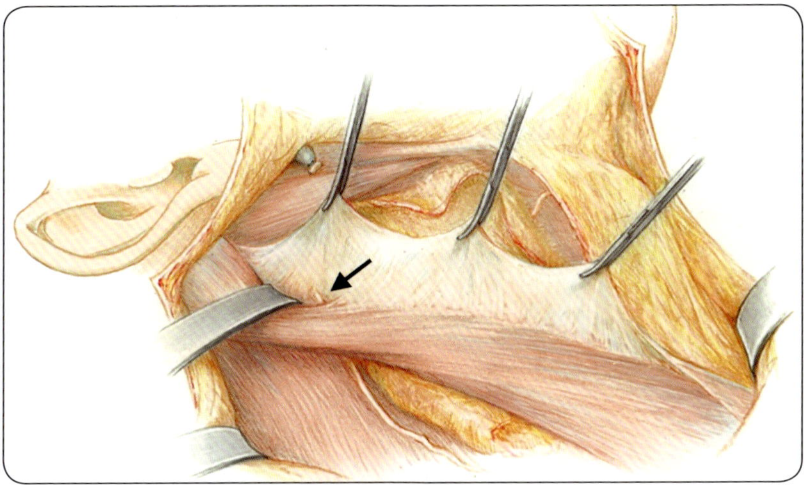

图 6.2D

■ 图 6.2E：切开副神经表面的纤维脂肪组织，继续清扫，注意保护副神经。清扫围绕在副神经周围的淋巴结。注意避免切开这些淋巴结，因为它们可能包含转移的肿瘤。

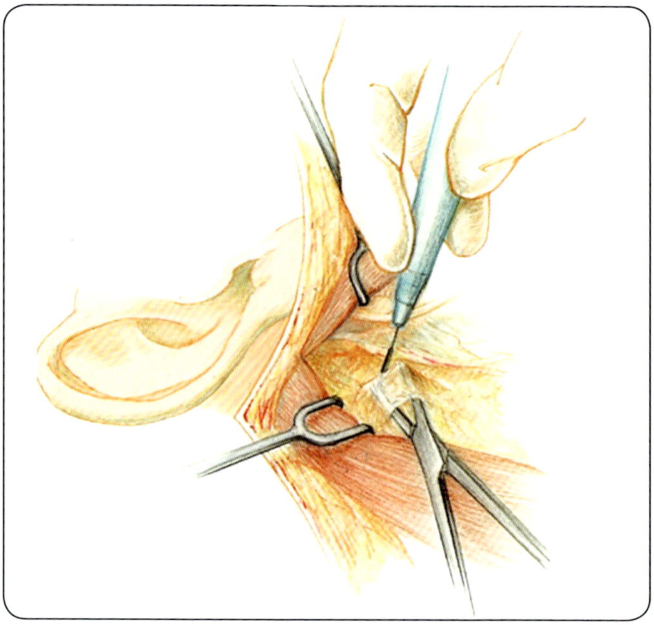

图 6.2E

■ 图 6.2F：通过这种方式，显露副神经自颈静脉孔至胸锁乳突肌段。

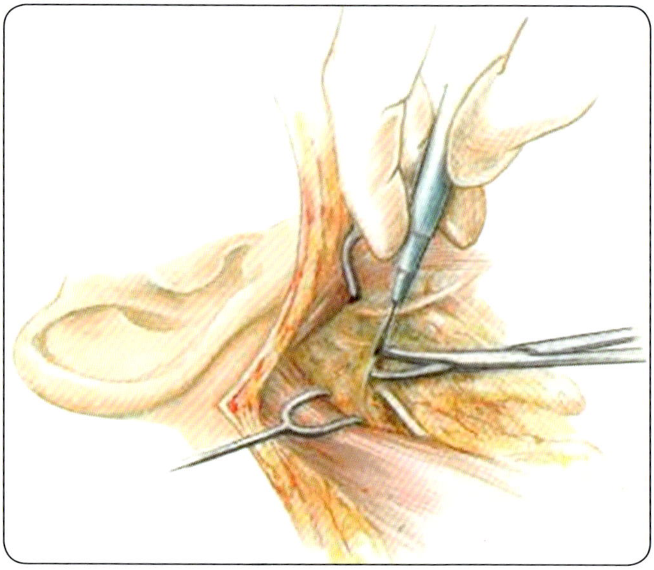

图 6.2F

- 图 6.2G：继续在副神经的上方和后方进行清扫。尽可能向后沿二腹肌的下缘、平行于胸锁乳突肌后缘的方向切开该区域的脂肪组织。然后，将头夹肌和肩胛提肌上的淋巴脂肪组织清扫下来。

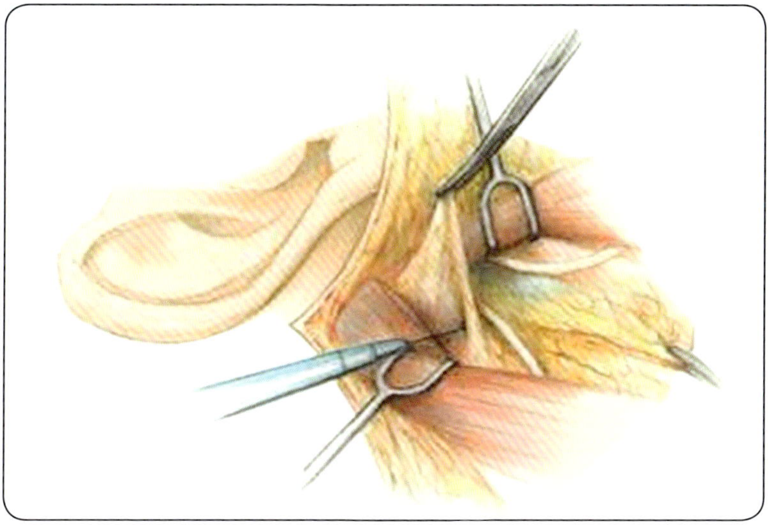

图 6.2G

- 图 6.2H：将此区域清扫下来的淋巴脂肪组织自副神经深面牵至前方。

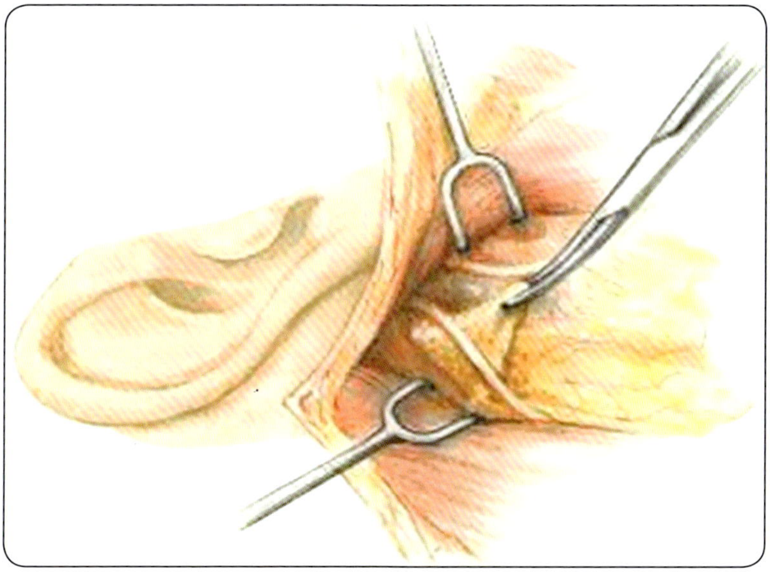

图 6.2H

■ 图 6.2I：在副神经水平以下，将颈后三角已经解离的淋巴脂肪组织自胸锁乳突肌深面牵至前方。

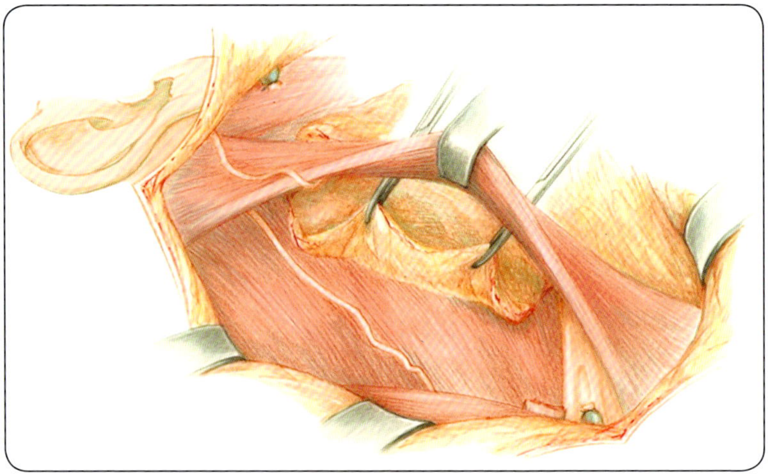

图 6.2I

■ 图 6.2J：继续向前方清扫，离断颈丛皮支。必须在肩胛提肌筋膜的外侧或表面进行清扫，以尽可能保留支配肩胛提肌的颈丛支。将淋巴脂肪组织从迷走神经、颈动脉和颈内静脉上锐性解离下来。为避免损伤胸导管，应按照经典性颈清扫术（第三章，图 3.6A）中的描述，仔细清扫颈内静脉和颈总动脉外侧的颈前下区域。

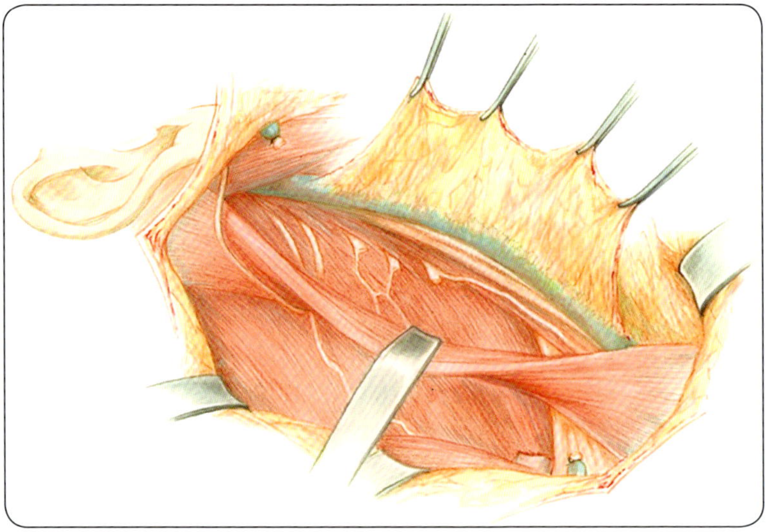

图 6.2J

■ 图 6.2K：沿颈内静脉自下而上将标本清扫下来，通常在跨颈内静脉处离断肩胛舌骨肌上腹。

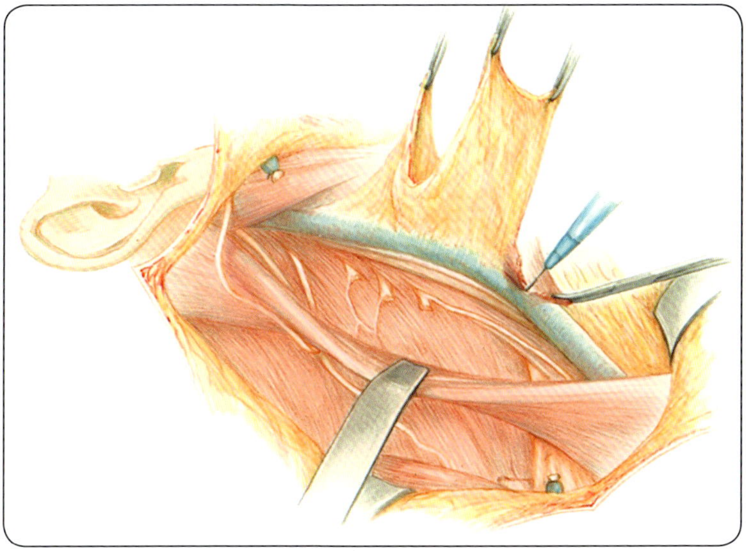

图 6.2K

■ 图 6.2L：此时，清扫至带状肌和颈内静脉之间的颈部区域，包括甲状腺上血管。

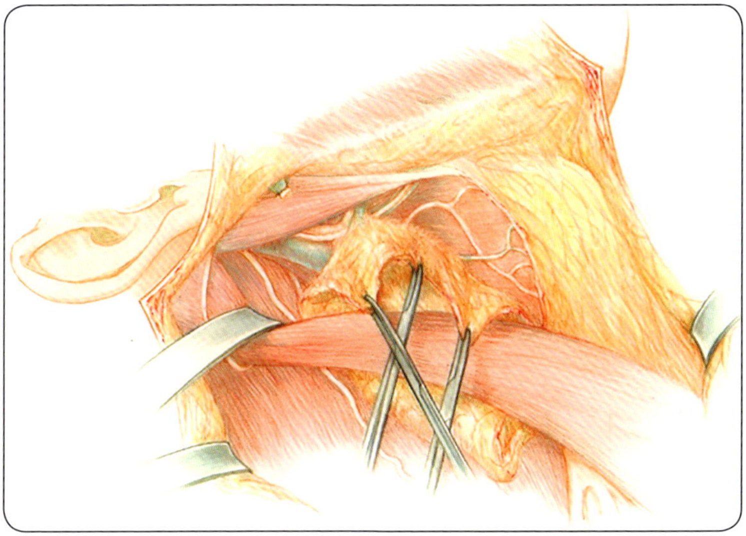

图 6.2L

■ 图 6.2M：通常，在舌下神经水平以下，必须离断并结扎面静脉或由面、舌和甲状腺静脉构成的交通支，才能取出标本。

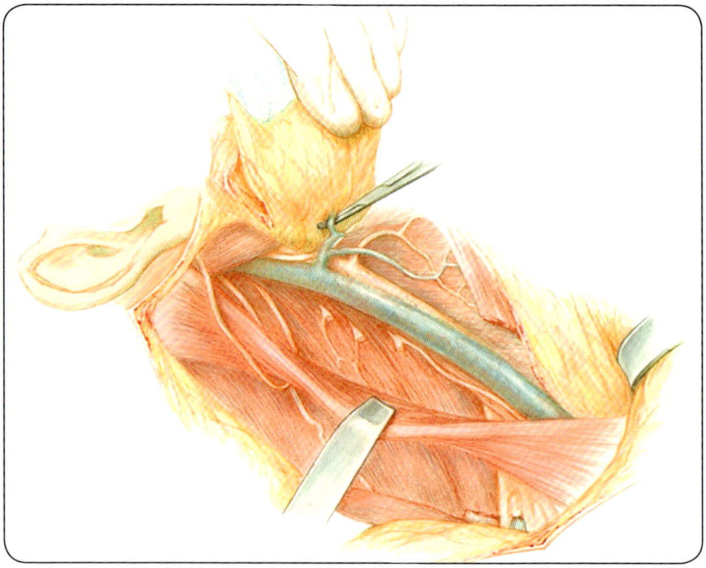

图 6.2M

■ 图 6.2N：清扫完成后的边界：上至二腹肌后腹，下至锁骨，前至带状肌后缘，后至斜方肌前缘。

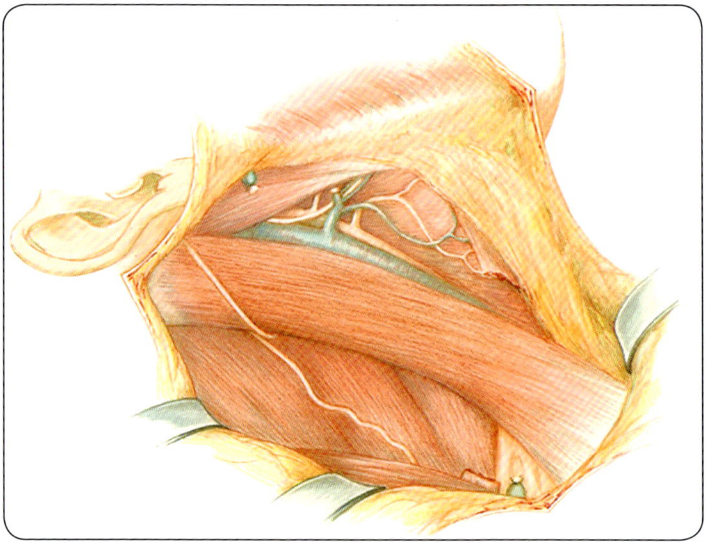

图 6.2N 保留胸锁乳突肌、颈内静脉、副神经的改良性颈清扫术后外观

参考文献

1. Suarez O. El problema de las metastasis linfaticas yalejadas del cancer de laringe e hipofaringe. Rev Otorhinolaringol. 1963; 23: 83-9.
2. Ferlito A, Rinaldo A. Osvaldo Suarez: often-forgotten father of functional neck dissection (in the non-Spanish-speaking liter- ature). Laryngoscope. 2004; 114(7): 1177-8.
3. Miodonski J. Treatment of laryngeal cancer. Otolaryngol Pol. 1954; 150: 503-9.
4.Bocca E, Pignataro O. A conservation technique in radical neck dissection. Ann Otol Rhinol Laryngol. 1967; 76(5): 975-87.
5. Bocca E, Pignataro O, Sasaki CT. Functional neck dissection. A description of operative technique. Arch Otolaryngol. 1980; 106(9): 524-7.
6. Lingeman RE, Helmus C, Stephens R, et al. Neck dissection: radical or conservative. Ann Otol Rhinol Laryngol. 1977; 86(6): 737-44.
7. Molinari R, Cantu G, Chiesa F, Grandi C. Retrospective comparison of conservative and radical neck dissection in laryngeal cancer. Ann Otol Rhinol Laryngol. 1980; 89(6): 578-81.
8. Gavilán C, Gavilán J. Five-year results of functional neck dissection for cancer of the larynx. Arch Otolaryngol Head Neck Surg. 1989; 115(10): 1193-6.
9. Bocca E, Pignataro O, Oldini C, et al. Functional neck dissection: an evaluation and review of 843 cases. Laryngoscope. 1984; 94(7): 942-5.

第七章

Ⅰ~Ⅲ/Ⅳ区择区性颈清扫术
（肩胛舌骨肌上颈清扫术）

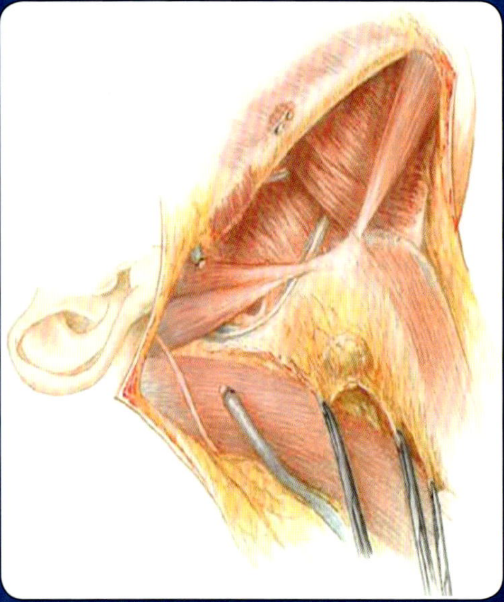

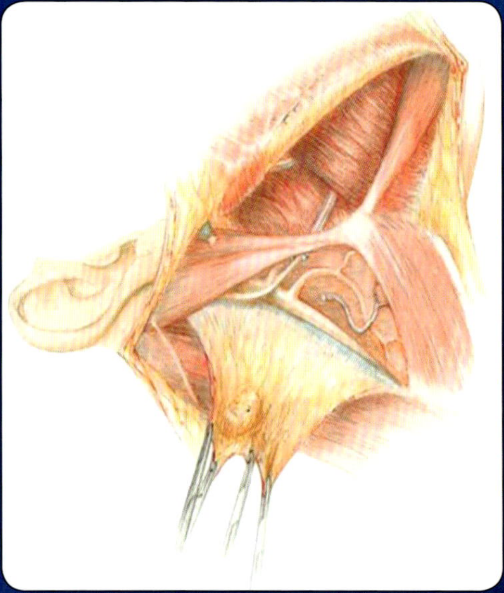

引言

口腔鳞状细胞癌最常发生Ⅱ区和Ⅲ区淋巴结转移。而唇癌、口底癌、舌癌和颊癌的患者常常转移至Ⅰ区淋巴结。此外，这些肿瘤经常向颈部两侧转移，它们可以出现跳跃性转移，跳过Ⅰ区和Ⅱ区，首先转移到Ⅲ区淋巴结。在无上述区域淋巴结转移的情况下，口腔和口咽肿瘤很少累及Ⅳ区和Ⅴ区淋巴结。无论原发肿瘤的位置如何、有无颈静脉链淋巴结转移，Ⅴ区淋巴结通常不受累，这可能是因为颈静脉链无法逆行流入副神经链。Shah 在一项对 1119 例经典性颈清扫术的回顾性研究中发现，口腔肿瘤最常转移至Ⅰ区、Ⅱ区和Ⅲ区，而口咽、下咽和喉癌主要累及Ⅱ区、Ⅲ区、Ⅳ区淋巴结[1]。

临床阴性的（N0）和临床明显转移的（N+）淋巴结有一定的转移规律。Kowalski 和 Carvalho[2] 在一项 164 例口腔癌患者淋巴结转移分布的研究中发现，在单个临床阳性淋巴结（N1 或 N2a）的口腔肿瘤患者中，Ⅳ区或Ⅴ区没有淋巴结转移。此外，在Ⅰ区或Ⅱ区临床分期为 N1 的口腔肿瘤患者中，57.4% 的患者淋巴结组织病理学为阴性（pN0）。这些结果表明，Ⅰ～Ⅲ区择区性颈清扫（selective neck dissection, SND）可以涵盖这些患者的转移淋巴结。然而，在其他研究中，临床分期 N+ 病例中，Ⅳ区转移的发生率为 17%，这表明，在临床分期 N+ 的口腔癌患者，将Ⅳ区纳入择区性颈清扫是一种更安全的做法。此外，Ⅴ区淋巴结转移的发生率很低（cN0 为 0.5%，cN+ 为 3%），因此几乎没必要清扫Ⅴ区淋巴结[3]。

择区性颈清扫术的预后可以与那些更广泛清扫的手术相媲美，这表明其在解剖学和病理学上的合理性。巴西头颈部肿瘤研究小组进行了一项多中心前瞻性随机研究，比较了择区性颈清扫（Ⅰ～Ⅲ区）和改良性颈清扫术，结果显示，在 cN0 口腔癌患者中，择区性颈清扫术（Ⅰ～Ⅲ区）组的局部控制率和 5 年总生存率分别为 87.5% 和 67.0%，改良性颈清扫术组分别为 89.5% 和 63.0%，差异无统计学意义[4]。

适应证

择区性颈清扫（Ⅰ～Ⅲ/Ⅳ区）的手术适应证[5-6]：

- 口腔鳞状细胞癌患者分期为 T2～T4 N0 及部分 T1 N0 患者，即肿瘤浸润深度大于 4 mm；
- 颈部淋巴结 N1 和部分 N2 的患者，尤其是明显肿大的淋巴结位于Ⅰ区或Ⅱ区；
- 舌癌和口底癌需行双侧颈清扫术者；
- 唇癌或颌面部皮肤鳞状细胞癌，分期为 N0 期或临床上颏下或下颌下寡淋巴结转移者。当病灶位于中线或中线附近时，需进行双侧颈部淋巴结清扫。

手术技术

患者仰卧于手术台上，颈部仰伸位，垫高肩部，头部转向对侧，头圈固定。

单侧择区颈清扫Ⅰ～Ⅲ区淋巴结通常选择沿皮纹横向切口，或者从乳突尖延伸至下颌联合的围裙状切口。这个切口的最低点通常位于甲状舌骨膜的水平。这两种切口都可以扩展为唇裂切口，如果术中发现需要更广泛的颈部淋巴结清扫时，切口可以增加一个降支方便显露。有时，需要切除以往淋巴结活检的手术疤痕，可选用改良的 Schobinger 切口。在进行双侧颈清扫时，最常用的是在适当水平位置，取皮肤褶皱处的横行切口。此外，围裙状切口也常用，从乳突经过甲状腺舌骨膜至对侧乳突。

下颌下三角和颏下三角的清扫

该部分操作详见第三章“经典性颈清扫术”图 3.2A ~ 图 3.2J。

侧上区（Ⅱa 区）清扫

- 图 7.1A：因为大部分转移发生在Ⅱa 区的淋巴结，因此，Ⅱa 区淋巴结的清扫至关重要；同时，它也是所有颈清扫术后复发最常见的位置。因此，在做这部分淋巴结清扫时，保持淋巴结完整、避免切破是非常重要的。

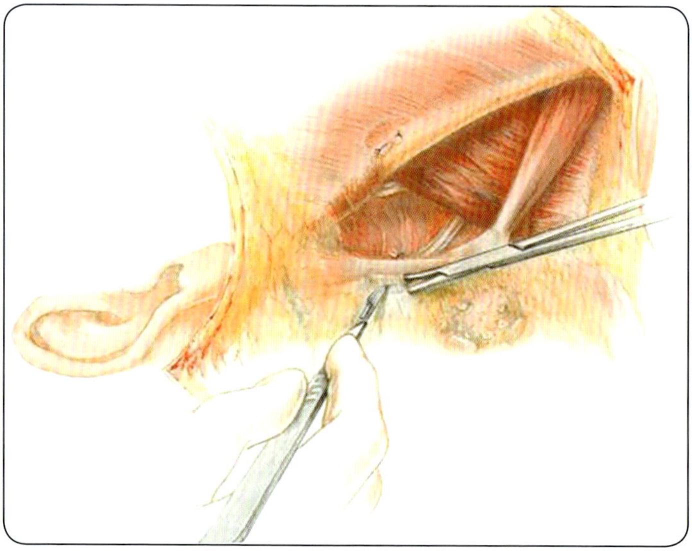

图 7.1A

清扫该区域淋巴结时应首先显露二腹肌后腹，在手术过程中，尤其当术者在此处发现肿大或质硬的淋巴结时，可解剖并向上牵拉腮腺尾部，必要时将其切除，以保证可疑淋巴结上方有足够的切除距离。

下一步显露颈内静脉上段、副神经和舌下神经。为安全起见，用止血钳平行于二腹肌下缘轻轻分离覆盖在血管、神经表面的组织筋膜，撑开止血钳并将钳尖抬高，以便让术者在不损伤深部结构的情况下切开止血钳表面的组织。

■ 图 7.1B：多次重复上述操作，以便更好地显露所需结构。沿胸锁乳突肌有枕动脉的多条小分支和颈内静脉的小属支走行，这些小分支或小属支很容易撕裂导致出血，在清扫这部分区域时通常需要结扎或夹闭这些小分支或小属支，一旦出血，在血泊中匆忙钳夹可能会损伤舌下神经。

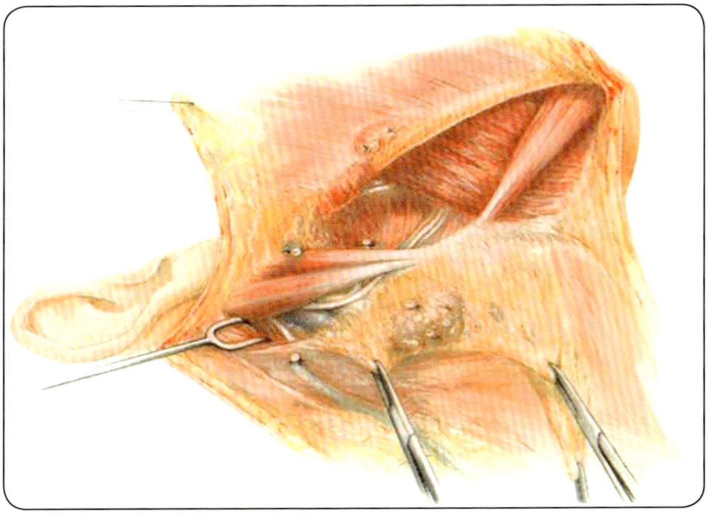

图 7.1B

■ 图 7.1C：沿着二腹肌后腹下缘及肩胛舌骨肌外侧缘继续清扫所有纤维脂肪组织，这是该区域清扫的前下界。

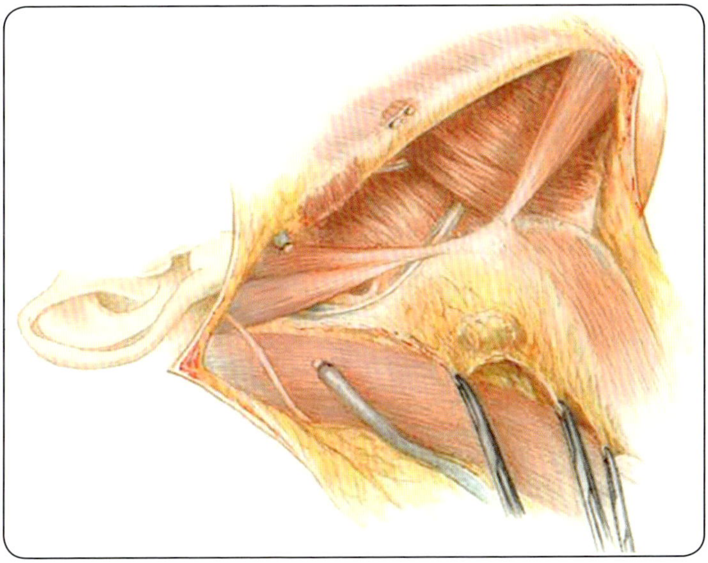

图 7.1C

■ 图 7.1D：继续向后方清扫。一般保留甲状腺上血管，显露颈内静脉的前面及侧面，向下清扫至肩胛舌骨肌跨颈内静脉处。

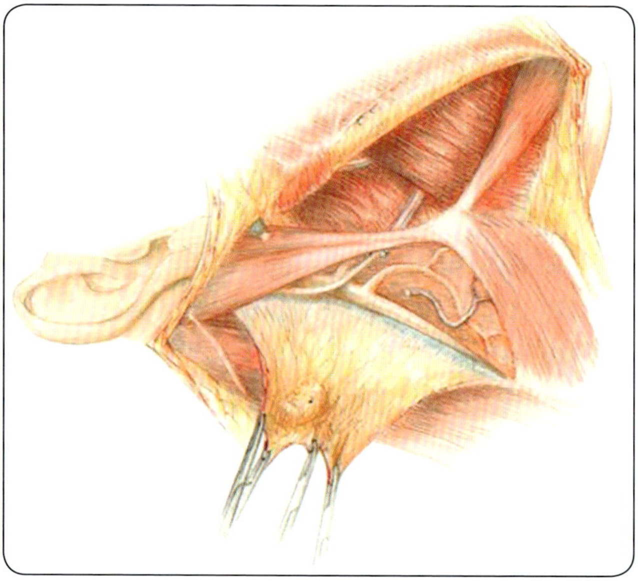

图 7.1D

■ 图 7.1E：用止血钳提起胸锁乳突肌筋膜，沿胸锁乳突肌前缘向下分离至肩胛舌骨肌水平。一般需要离断颈外静脉，但其位置足够高不影响胸锁乳突肌后方组织清扫者除外。需要保护耳大神经。

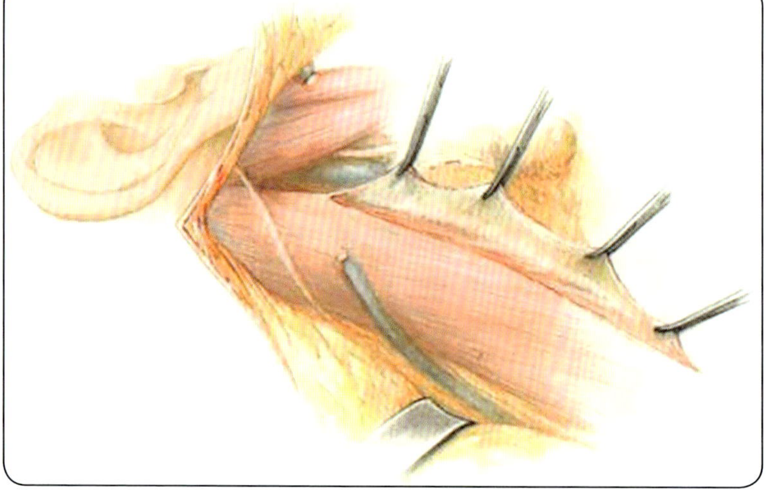

图 7.1E

■ 图 7.1F：沿胸锁乳突肌的前缘和内侧继续游离，直到显露副神经（箭头所示）。通常情况下，在副神经下方有几条斜行进入胸锁乳突肌的小血管，术者应注意可能已经到达了副神经附近。在副神经的下方，一直清扫至胸锁乳突肌的后缘。

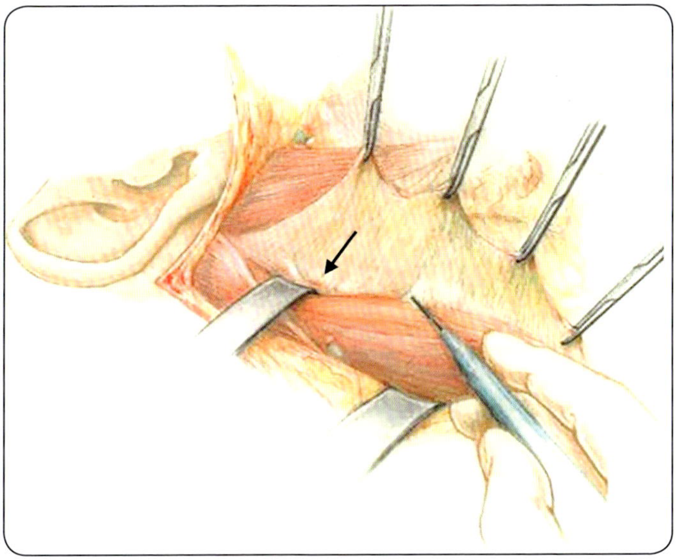

图 7.1F

■ 图 7.1G：用止血钳提起副神经外侧的组织，向上解离至二腹肌下缘水平，清扫该区域的纤维脂肪组织；在此操作过程中，注意不要切破淋巴结。可使用单极电刀和双极电凝止血，保持术野区无血，方便识别淋巴结。

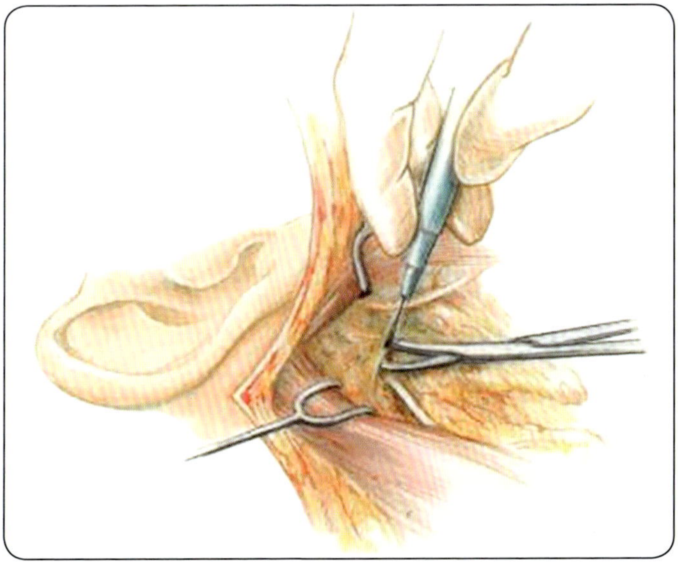

图 7.1G

Ⅱb 区清扫

Ⅱb 区淋巴结清扫步骤如下：

- 图 7.2A：在副神经上方，使用 Green 或 Richardson 拉钩牵开胸锁乳突肌。切除副神经后方及上方的纤维脂肪组织，上至二腹肌下缘，后至胸锁乳突肌外缘。一旦到达头夹肌，向前转到肩胛提肌表面清扫。在做这部分清扫时，术者需要注意肩胛提肌与头夹肌既不在同一平面，也不直接相连。肩胛提肌在头夹肌的稍前方，两者之间有一个小的间隙。因此，当我们清扫到这个间隙时，如果继续沿头夹肌水平清扫，可能会游离到肩胛提肌的外后方。这就是为什么作者把这个区域称为“住院医师迷失之地”。

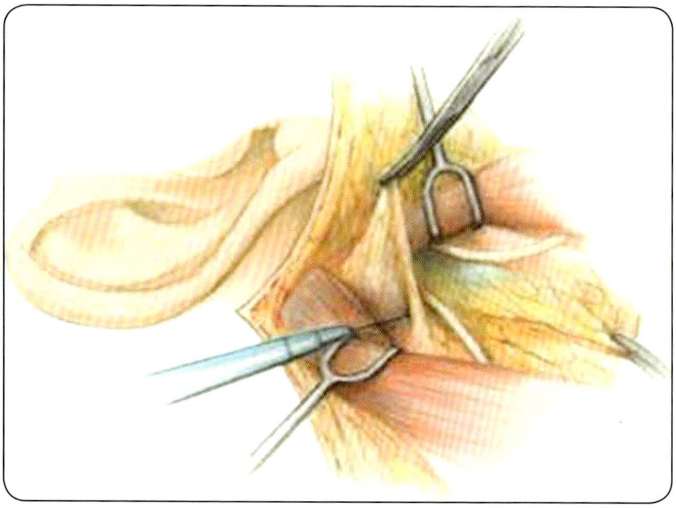

图 7.2A

■ 图 7.2B：沿副神经全长切开两侧组织筋膜，然后将该区域淋巴脂肪组织经副神经下方向前牵出。

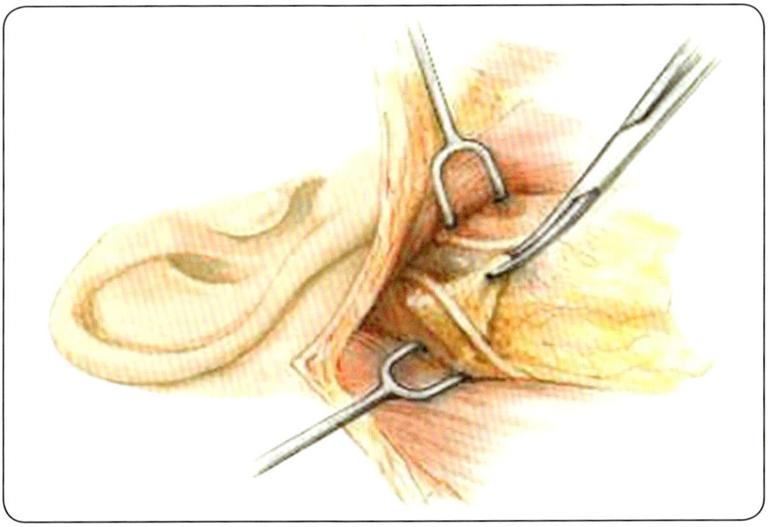

图 7.2B

Ⅲ区清扫

Ⅲ区淋巴结清扫步骤如下：

■ 图 7.3A：在副神经下方，颈丛皮支为清扫后界的标志，可以从其穿出胸锁乳突肌后缘处识别并保留。将该淋巴脂肪组织向前翻转，从颈丛神经根、肩胛提肌和中斜角肌上部表面游离下来。

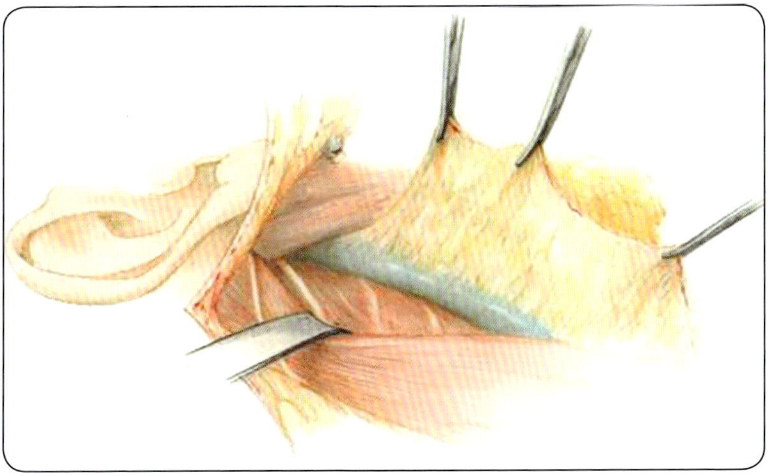

图 7.3A

■ 图 7.3B：然后沿颈动脉鞘由后向前清扫，注意辨认并保护迷走神经，将淋巴脂肪组织从颈内静脉上分离下来。肩胛舌骨肌与颈内静脉外侧交叉处是清扫的下界。然而，如果在此区域发现可疑淋巴结，将肩胛舌骨肌向下牵拉或切断，一并清扫斜角肌和臂丛神经前方的淋巴脂肪组织（Ⅳ区淋巴结）。

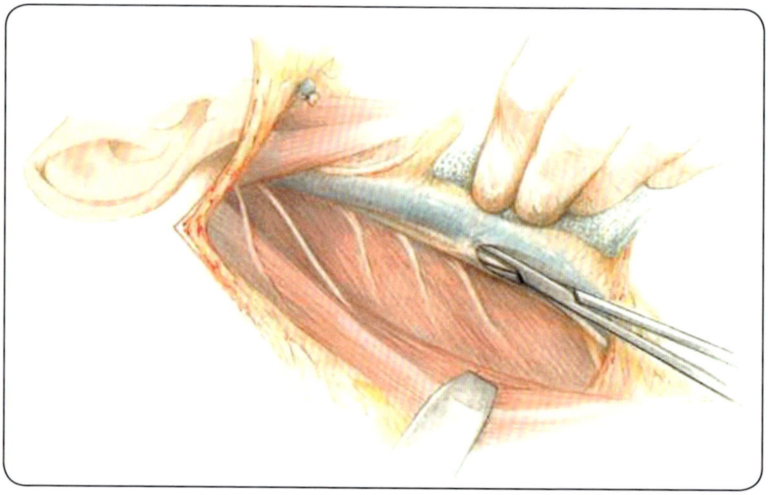

图 7.3B 切开血管鞘的筋膜，血管钳撑开以显露迷走神经与颈内静脉的位置关系

■ 图 7.3C：通常情况下，需要切断面总静脉（如图 7.3C 所示），将手术标本从颈内静脉表面分离下来。在绝大多数情况下，只需解离颈内静脉前方及内侧至颈总动脉处，无须解离颈内静脉后方。

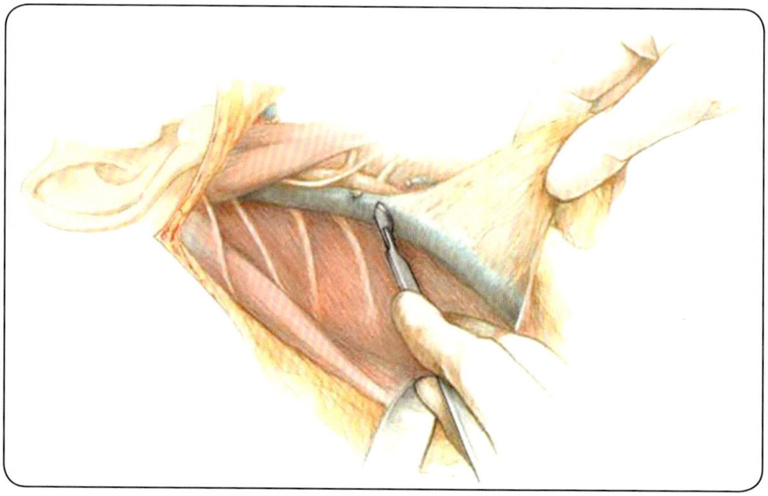

图 7.3C

■ 图 7.3D：取出标本后，保留的所有组织结构清晰可见。当清扫完成后，仅在颈部后下方残留少许含有淋巴结组织。当需要双侧颈清扫时，在中线位置将标本从带状肌上分离下来，然后再清扫另一侧。

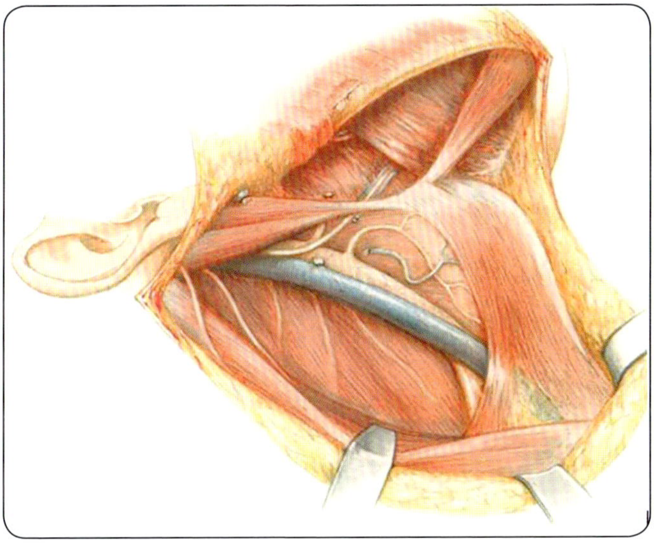

图 7.3D Ⅰ~Ⅲ区择区性颈清扫术术后外观

参考文献

1. Shah JP. Patterns of cervical lymph node metastasis from squamous carcinomas of the upper aerodigestive tract. Am J Surg. 1990; 160(4): 405-9.
2. Kowalski LP, Carvalho AL. Feasibility of supraomohyoid neck dissection in N1 and N2a oral cancer patients. Head Neck. 2002; 24(10): 921-4.
3. Shah JP, Candela FC, Poddar AK. The patterns of cervical lymph node metastases from squamous cell carcinoma of the oral cavity. Cancer. 1990; 66(1): 109-13.
4. Results of a prospective trial on elective modified radical classical versus supraomohyoid neck dissection in the management of oral squamous carcinoma. Brazilian Head and Neck Cancer Study Group. Am J Surg. 1998; 176(5): 422-7.
5. Andersen PE, Warren F, Spiro J, et al. Results of selective neck dissection in management of the node-positive neck. Arch Otolaryngol Head Neck Surg. 2002; 128(10): 1180-4.
6. Patel RS, Clark JR, Gao K, et al. Effectiveness of selective neck dissection in the treatment of the clinically positive neck. Head Neck. 2008; 30(9): 1231-6.

第八章

Ⅱ~Ⅳ区择区性颈清扫术
（外侧颈清扫术）

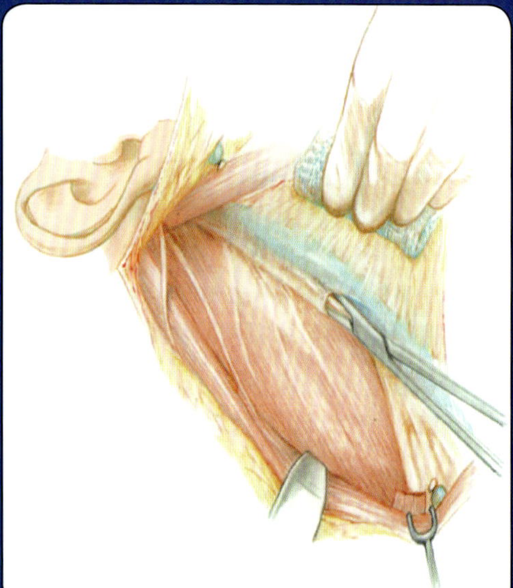

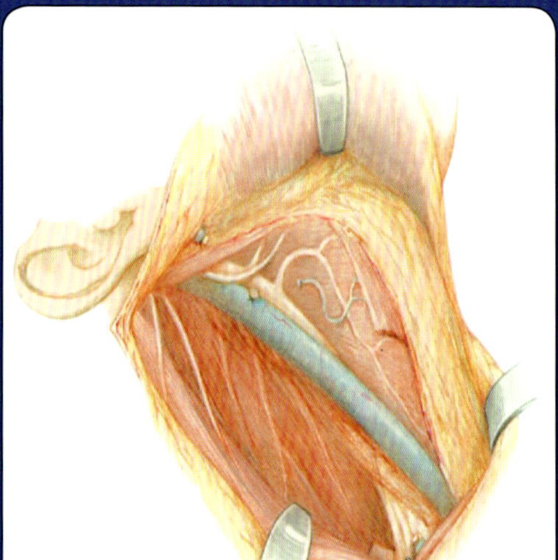

引言

声门上区的淋巴系统引流整个会厌喉面、室带、杓会厌襞区域，并形成连续的网状结构，与舌根和下咽的淋巴管网相通。由于这些特征，声门上型喉癌有可能转移到双侧颈部淋巴结。声门上型喉癌的淋巴引流主要发生在同侧Ⅱ区、Ⅲ区淋巴结，引流至对侧淋巴结少见[1]。

一项关于 100 例连续颈清扫术中转移淋巴结发生率和分布的前瞻性研究表明，N0 和 N1 病例的转移局限于Ⅱ区、Ⅲ区、Ⅳ区和Ⅵ区。即使在 N+ 病例中也很少转移至Ⅰ区和Ⅴ区，仅 N2c 和 N3 的病例中会出现Ⅰ区和Ⅴ区转移。这些结果支持对 N0、N+（部分）的喉癌和下咽癌患者行择区性颈清扫术（Ⅱ ~ Ⅳ区）[2]。

回顾性研究发现，择区性颈清扫术（Ⅱ ~ Ⅳ区）与更广泛的颈清扫术具有同样的局部控制率和生存率[3-5]。此外，通过对文献的仔细分析，对喉癌患者的择区性颈清扫术中是否需要清扫Ⅴ区淋巴结也提出了质疑（Rinaldo, 2004 77/id）。此外，巴西头颈部肿瘤研究小组进行的一项多中心前瞻性随机研究比较了择区性颈清扫术（Ⅱ ~ Ⅳ区）与改良性颈清扫术，结果显示两组患者的 5 年总生存率、颈部复发率和并发症相似[6]。

最后，几项临床组织病理学研究的结果表明，对于临床上有明显颈部淋巴结转移的患者，择区性颈清扫术（Ⅱ ~ Ⅳ区）是一种合适的手术方式[7-8]。

适应证

Ⅱ ~ Ⅳ区择区性颈清扫术适应证如下：

- T2、T4、N0 和 N1 分期的喉癌、口咽癌和下咽癌初次手术（传统或经口入路）的患者，尤其可能只接受手术治疗的患者。这些区域的淋巴引流通常是双侧的，因此多行双侧颈清扫术。
- 无论是否化疗，对于放疗至少 12 周后仍有颈部残余肿瘤的喉癌或下咽癌患者，都应实施“计划性”颈清扫术。这种类型的颈清扫术对最初局限于Ⅱ区且残余肿瘤也局限于Ⅱ区的 N1 患者是非常合适和有效的[9-11]。
- 无论是否接受过化疗，放疗后因肿瘤复发而接受“挽救”喉切除术的患者[11]。

手术技术

常用单侧和双侧曲棍球棒式切口或中位横切口，详见第二章。于颈阔肌深面游离皮瓣。向上游离皮瓣上至下颌下腺下缘，下至锁骨水平。通常保留耳大神经和颈外静脉。

- 图 8.1A：紧贴面神经颈支下方和后方开始清扫。如未发现面神经颈支，则从下颌下腺的正下方开始清扫。注意保持下颌下腺表面筋膜的完整性，否则下颌下腺会逐渐下垂。逐层切开组织，直至显露二腹肌后腹。和其他颈清扫术一样，根据肿瘤在颈部的位置和周围浸润程度，可解剖并向上牵拉腮腺尾部，必要时将其切除，以保证可疑淋巴结上方有足够的切除距离。同样，必要时可将二腹肌后腹一并切除。

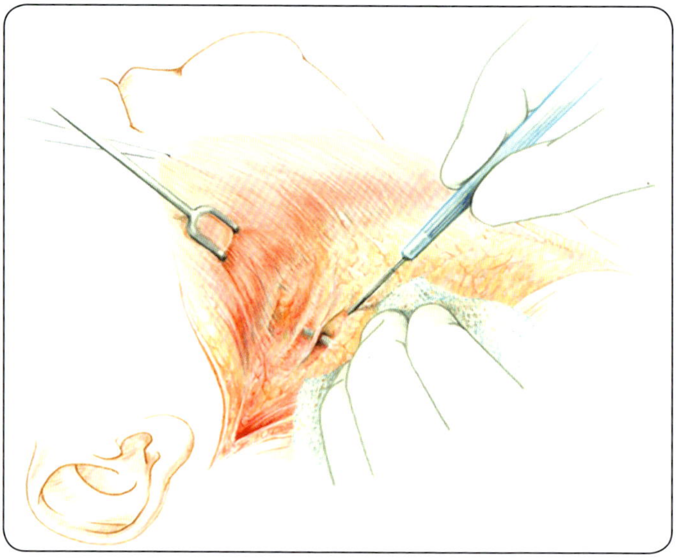

图 8.1A

- 图 8.1B：采用 Army-Navy 或类似拉钩，将二腹肌后腹轻轻地向头侧牵拉。然后仔细显露颈内静脉的最上段、副神经及舌下神经。手术操作技术如下：将手术标本轻轻地向尾侧牵拉，使用精细的止血钳（如蚊式钳）撑开薄层的纤维筋膜组织。调整蚊式钳角度，用其尖端把筋膜组织轻轻挑起向前推进。撑开蚊式钳数毫米，提起透明的纤薄的组织层并离断，注意不要损伤其深面的结构。根据需要重复此操作，以充分显露颈内静脉最上段、舌下神经、副神经。

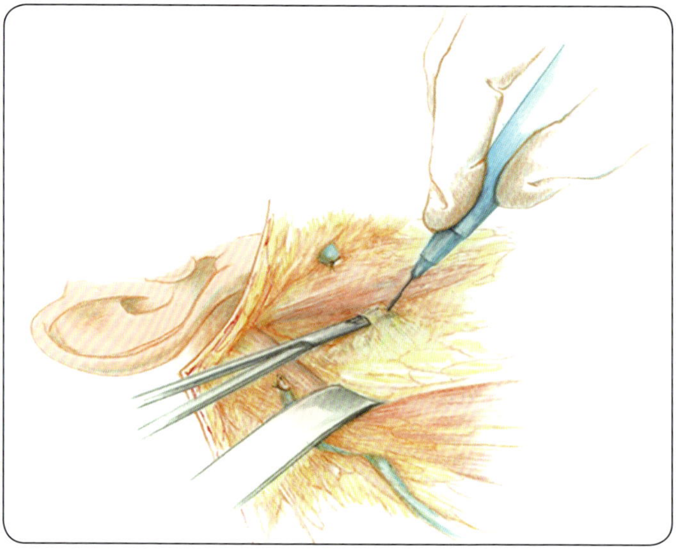

图 8.1B

清扫这一部分时通常需要结扎或夹闭沿胸锁乳突肌方向的枕动脉和颈内静脉的小分支。如果此时发生出血，注意不要盲目钳夹止血，否则可能会损伤舌下神经。

- 图 8.1C：然后沿着带状肌的后缘继续解离，确定清扫范围的前下界，显露甲状腺上血管和肩胛舌骨肌上腹。

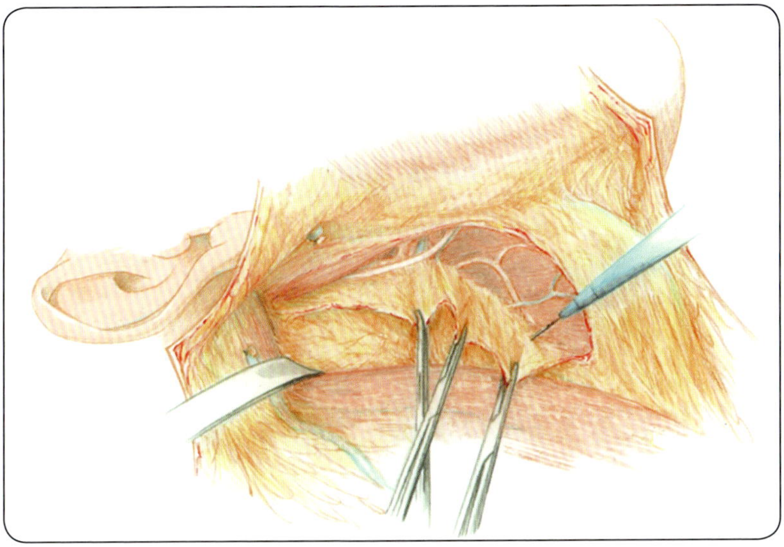

图 8.1C

- 图 8.1D：离断颈外静脉。但如果颈外静脉的位置足够靠后，也可以保留。沿着胸锁乳突肌前缘，用止血钳钳夹、提起胸锁乳突肌筋膜。

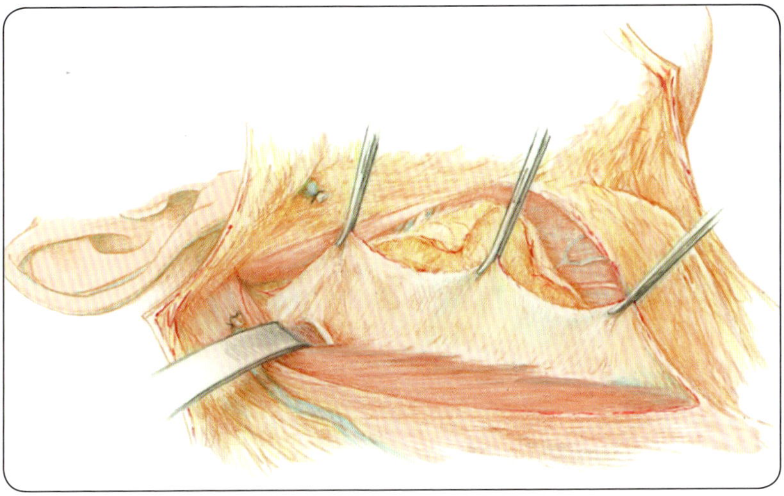

图 8.1D

沿着胸锁乳突肌前缘，环形解离一圈，下至锁骨水平，上至二腹肌后腹水平。在胸锁乳突肌中段靠后缘，大约在中上 1/3 结合处，显露副神经。当游离此区域时，如果遇到一个或多个小血管斜行进入胸锁乳突肌，应注意此时可能已经到达了副神经附近。

- 图 8.1E：使用蚊式钳，撑开、提起副神经表面纤细的筋膜层，然后切开副神经表面的筋膜。

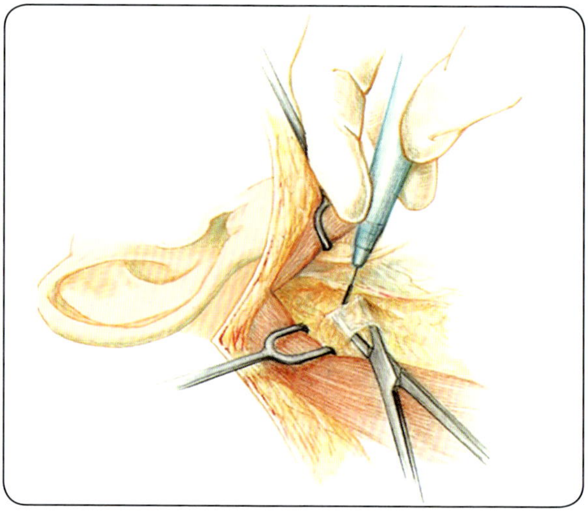

图 8.1E

- 图 8.1F：在此区域往往存在大小不等的淋巴结，副神经前方的淋巴结如图 8.1F 所示。当切开副神经外侧的脂肪组织时，一定要在淋巴结周围进行游离。这些可能是转移的淋巴结，注意不要将其损伤。

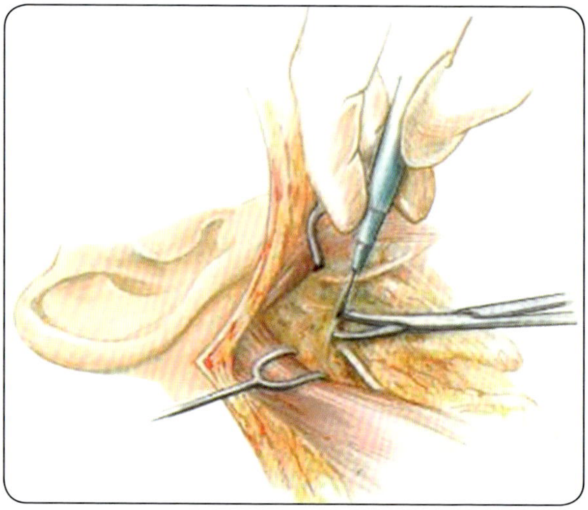

图 8.1F

■ 图 8.1G：沿着二腹肌下缘、向头侧及后方切开副神经表面及深面的脂肪组织，平行于胸锁乳突肌的后缘、尽量靠近后方切除。然后，将包含淋巴结的纤维脂肪组织从头夹肌及肩胛提肌上游离下来，向前方开始清扫。

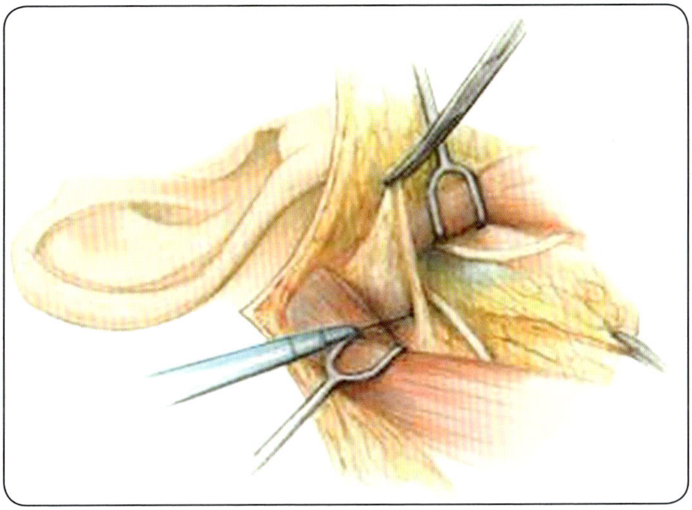

图 8.1G

■ 图 8.1H：将颈部此区域的组织从副神经深面、由后向前牵出。

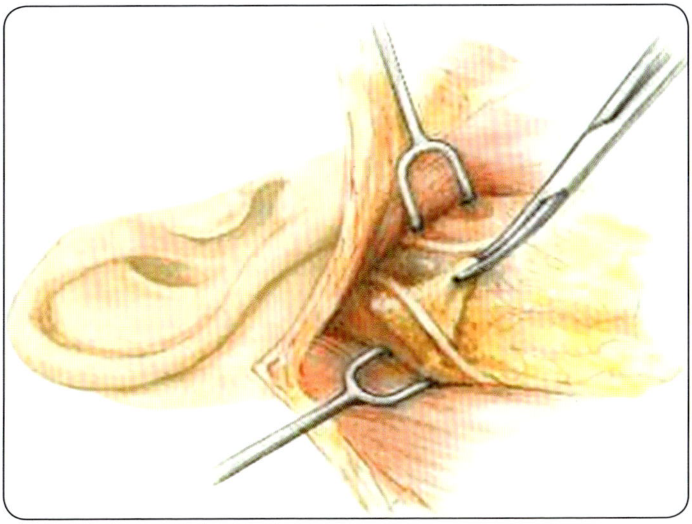

图 8.1H

Ⅲ区清扫

Ⅲ区清扫的步骤如下：

- 图 8.2：在副神经下方，清扫的后界为颈丛皮支。于胸锁乳突肌后缘处识别保留颈丛皮支。为了充分显露颈丛皮支，根据患者的具体情况，平行于胸锁乳突肌后缘切开不同厚度的脂肪组织。具体操作技术如下：使用蚊式钳刺穿组织，沿与胸锁乳突肌后缘平行的方向向前推进约 1.5 cm，深度约为 0.5 cm；然后撑开止血钳、轻轻地向上提起，逐层切开组织，直至显露颈丛皮支。一旦抵达此位置，即为Ⅲ区的后界，朝着下面逐层切开组织。这样，就形成了一大块包含淋巴结的脂肪组织，将其向前方翻转。

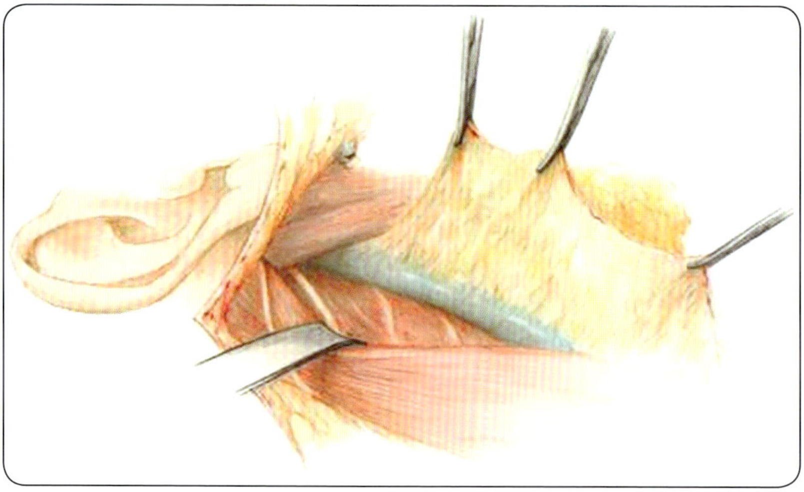

图 8.2

Ⅳ区清扫

Ⅳ区清扫的步骤如下：

- 图 8.3A：在抵达肩胛舌骨肌处将该肌肉离断。将胸锁乳突肌下段尽量向外侧牵拉，术者可以通过两种方法，安全地将此处包含淋巴结的厚脂肪组织清扫下来。

方法一：如图 8.3A 所示，平行于锁骨切开包裹组织的筋膜；然后于止血钳上方逐层切开筋膜样的组织。最后，紧靠肩胛提肌及膈神经的外侧缘显露游离平面，将整个组织朝着头侧方向清扫。一旦建立此游离平面，可以尽量靠近胸锁乳突肌后缘或外侧将组织切开。

方法二：在抵达肩胛舌骨肌处将该肌肉离断。将刚才已经显露的颈丛皮支尾侧的脂肪组织向外侧牵拉，识别斜角肌外侧的平面，通过止血钳钝性分离的方式进入解离平

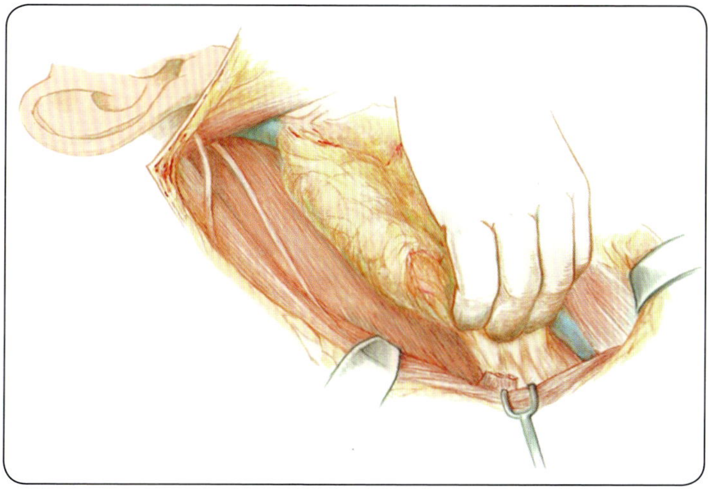

图 8.3A

面。当抵达正确的解离层面时，术者能够轻松地将食指插入此区域并以示指钝性分离、向尾侧分离至锁骨。取出示指、置换为小拉钩，就能看到膈神经了；然后，先朝着外侧边界、再顺着下方边界切开，此区域厚厚的脂肪组织就可以被安全地切开了。

在锁骨与颈内静脉交叉处，在切断脂肪组织之前，笔者习惯用夹子（使用中号或大号金属夹）夹住脂肪组织。这样就能夹闭胸导管的小分支，避免乳糜漏。双侧颈部均推荐用夹子夹住脂肪，然后再切除脂肪。

- 图 8.3B：将Ⅱ区、Ⅲ区、Ⅳ区淋巴结脂肪组织从颈丛皮支、颈丛主干、头夹肌、肩胛提肌上整块游离下来。向外侧及前方牵拉手术标本，显露整个颈动脉鞘。如图 8.3B 所示，止血钳下方为迷走神经。

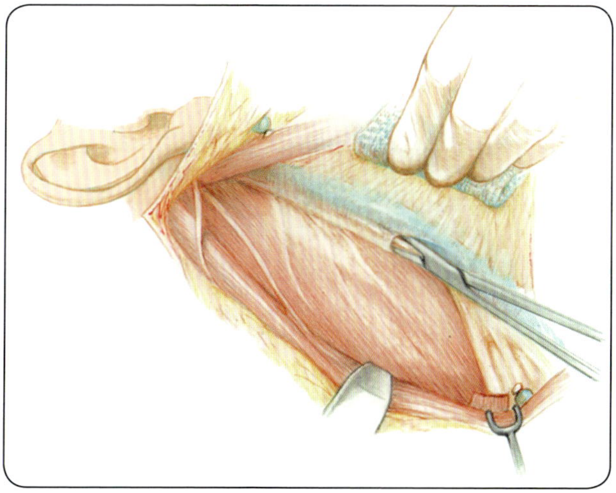

图 8.3B

■ 图 8.3C：将手术标本从颈内静脉上锐性解离下来。此病例显示，甲状腺上静脉被离断、结扎。

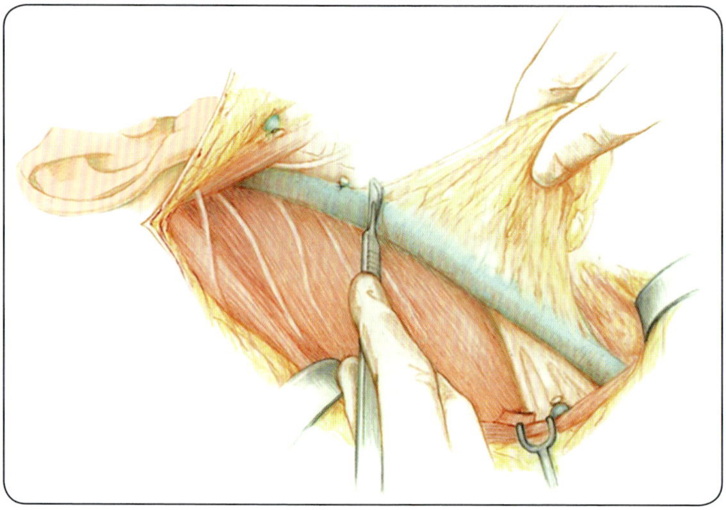

图 8.3C

■ 图 8.3D：术中照片显示颈动脉和迷走神经的相对解剖关系。

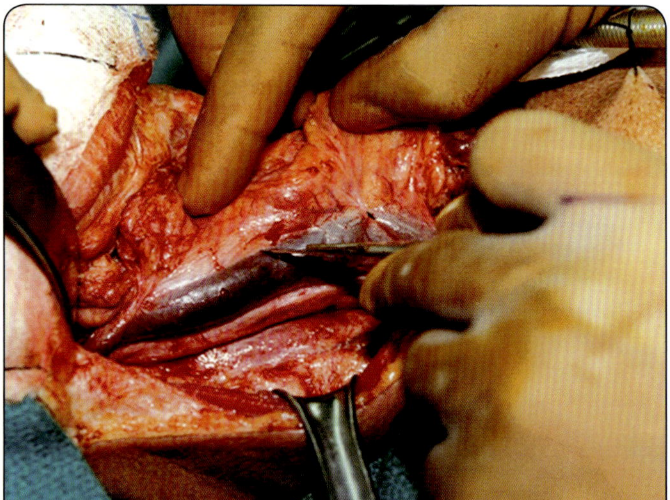

图 8.3D

■ 图 8.3E：继续朝着下方进行游离，离断肩胛舌骨肌前腹，取出标本。

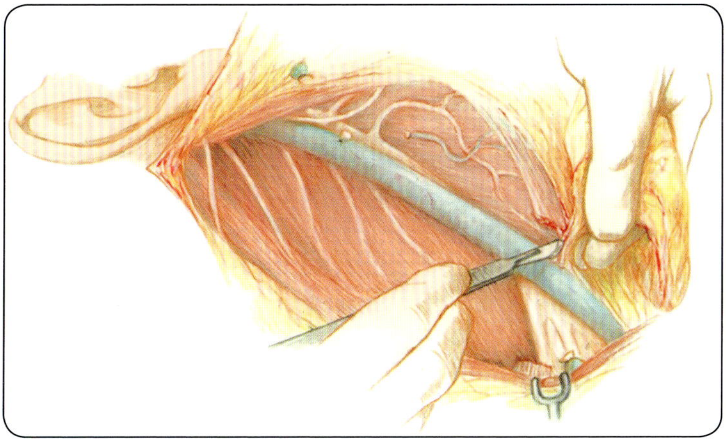

图 8.3E

■ 图 8.3F：颈清扫术完成，上至二腹肌后腹，下至锁骨，前至带状肌外侧缘，后至胸锁乳突肌后缘。

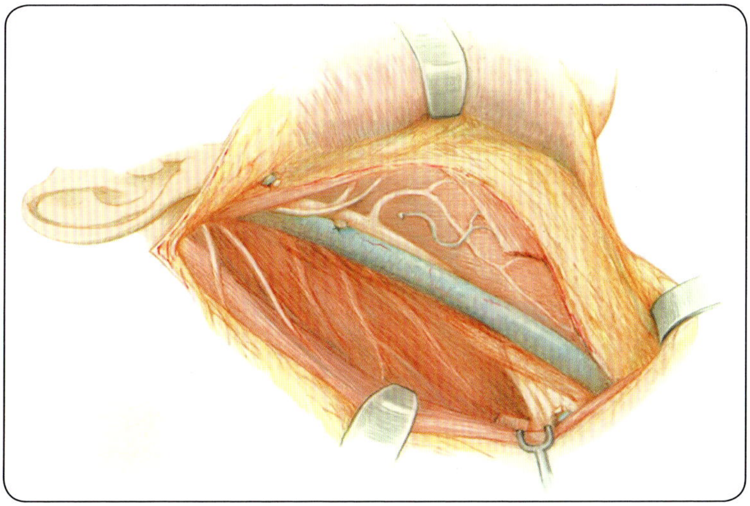

图 8.3F

参考文献

1. Welsh LW. The normal human laryngeal lymphatics. Ann Otol Rhinol Laryngol. 1964; 73: 56982.
2. Buckley JG, MacLennan K. Cervical node metastases in laryngeal and hypopharyngeal cancer: a prospective analysis of prevalence and distribution. Head Neck. 2000; 22: 3805.
3. Ambrosch P, Freudenberg L, Kron M, Steiner W. Selective neck dissection in the management of squamous cell carcinoma of the upper digestive tract. Eur Arch Otorhinolaryngol. 1996; 253(6): 32935.
4. Davidson J, Khan Y, Gilbert R, Birt BD, Balogh J, MacKenzie R. Is selective neck dissection sufficient treatment for the N0/ Np+ neck? J. Otolaryngol. 1997; 26(4): 22931.
5. Clayman GL, Frank DK. Selective neck dissection of anatomically appropriate levels is as efficacious as modified radical neck dissection for elective treatment of the clinically negative neck in patients with squamous cell carcinoma of the upper respiratory and digestive tracts. Arch Otolaryngol Head Neck Surg. 1998; 124(3): 34852.
6. Brazilian Head and Neck Cancer Study Group. End results of a prospective trial on elective lateral neck dissection vs type III modified radical neck dissection in the management of supraglottic and transglottic carcinomas. Head Neck. 1999; 21(8): 694702.
7. Ambrosch P, Kron M, Pradier O, et al. Efficacy of selective neck dissection: a review of 503 cases of elective and therapeutic treat ment of the neck in squamous cell carcinoma of the upper aerodigestive tract. Otolaryngol Head Neck Surg. 2001; 124(2): 1807.
8. Andersen PE, Warren F, Spiro J, et al. Results of selective neck dissection in management of the nodepositive neck. Arch Otolaryngol Head Neck Surg. 2002; 128(10): 11804.
9. Robbins KT, Ferlito A, Suarez C, et al. Is there a role for selective neck dissection after chemoradiation for head and neck cancer? J Am Coll Surg. 2004; 199(6): 9136.
10. Stenson KM, Haraf DJ, Pelzer H, et al. The role of cervical lymphadenectomy after aggressive concomitant chemoradiotherapy: the feasibility of selective neck dissection. Arch Otolaryngol Head Neck Surg. 2000; 126(8): 9506.
11. Medina JE. Cancer of the larynx: Treatment of the neck. In: Fried M, Ferlito A (Eds). The Larynx, Vol II. San Diego: Plural Publishers Inc. 2009.

第九章

Ⅱ~Ⅴ区、枕下、耳后择区性颈清扫术（后侧颈清扫术）

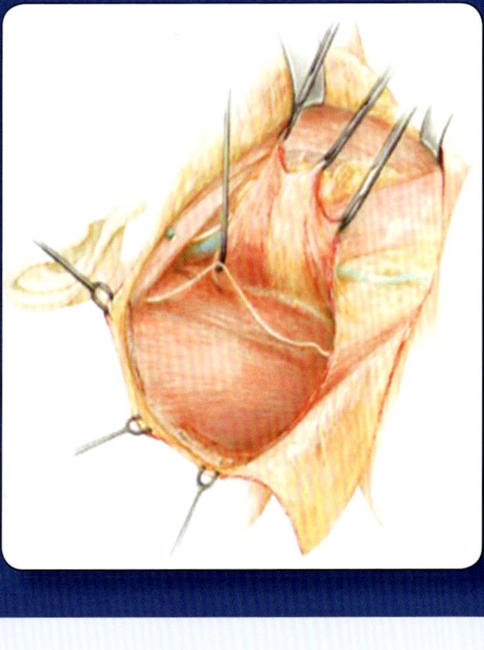

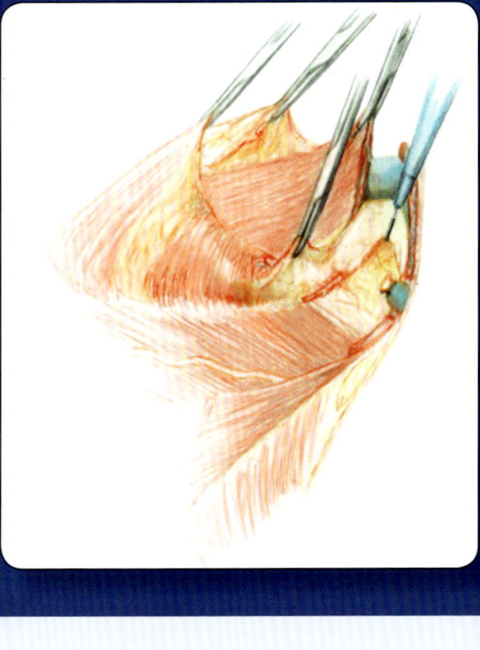

引言

头皮后方、项部上方、耳后区的恶性黑色素瘤往往转移至耳后和枕下淋巴结，标准的颈清扫术并不包括这些区域的淋巴结（图 9.1）。这些淋巴结汇入副神经旁淋巴结和颈静脉上组淋巴结。因此，治疗上述区域的恶性黑色素瘤时需要特殊的淋巴结清扫术式，这种术式被称为“后侧颈清扫术”。1962 年，Rochlin 首次报道了这种类型的颈清扫术[1]。它包括Ⅱ~Ⅴ区以及枕下和耳后的淋巴结清扫。文献中描述的手术方面的差异主要在于对头夹肌的处理方式，一部分外科医生指出这些淋巴结沿着枕动脉的深层延续到头夹肌上段深面，他们主张切除头夹肌以保证淋巴结清扫的彻底性[2-3]。然而大部分外科医生在清扫过程中并不切除头夹肌，而是沿肌肉表面进行清扫[1, 4-6]。另外，依据转移淋巴结的位置和范围，尽可能地保留副神经、颈内静脉及胸锁乳突肌[6]。

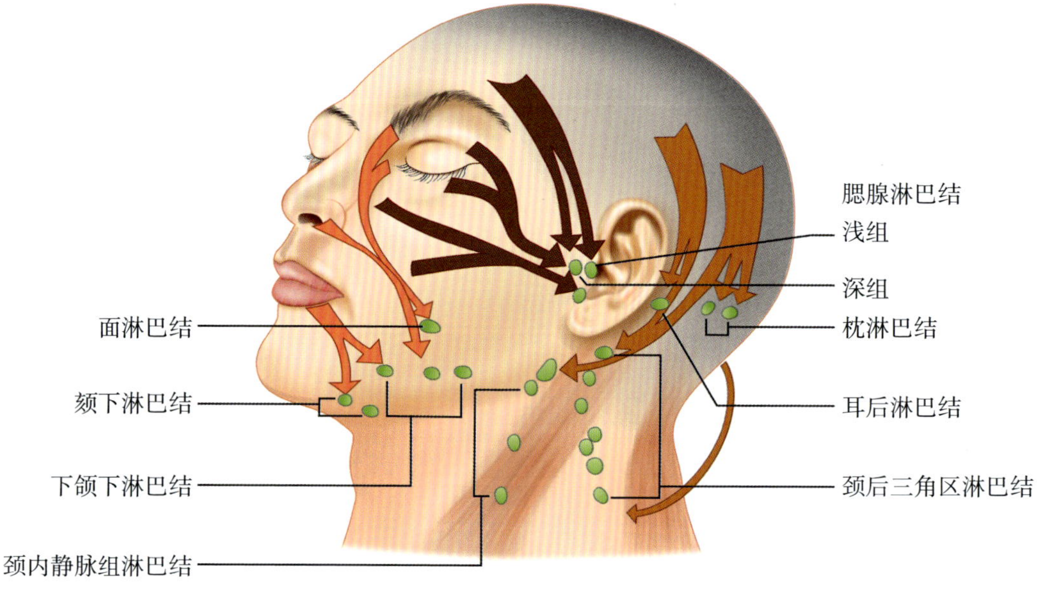

图 9.1 头面部淋巴引流

适应证

后侧颈淋巴结清扫适用于：临床证实淋巴结转移的头颈部后方及侧后方的恶性黑色素瘤、鳞状细胞癌、默克尔（Merkel）细胞癌。

手术技术

- 图 9.2A：行单侧的后侧颈清扫术时，患者取仰卧位，垫高胸部和肩部，头架或海绵头圈固定头部，头转向对侧。双侧清扫时，患者需要取俯卧位，头部轻微前屈。

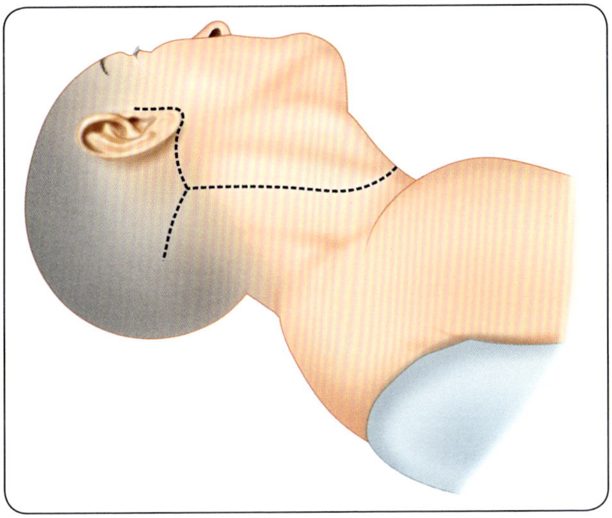

图 9.2A

后侧颈清术常选择曲棍球棒式切口，切口水平部分位于项线，切口垂直部分在胸锁乳突肌后缘和斜方肌前缘之间，切口垂直部分的方向平行于斜方肌前缘，在锁骨上两横指水平转向前方。

- 图 9.2B：设计后侧颈清扫的切口时，通常应涵盖原发性黑色素瘤扩切的切口，如术中照片所示。

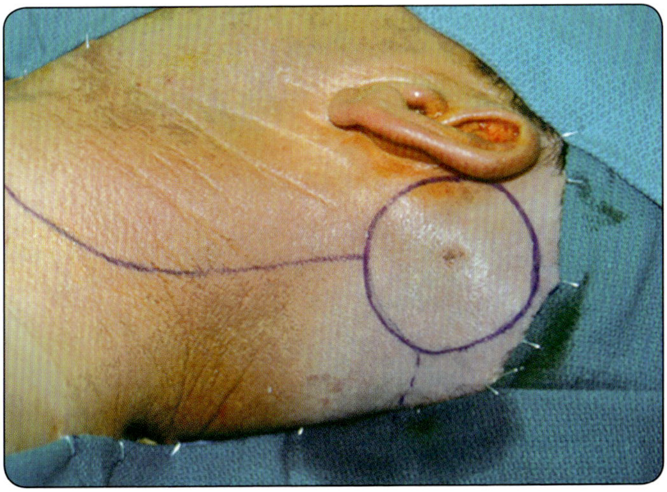

图 9.2B

- 图 9.2C：本术式独特之处在于游离后皮瓣；游离后皮瓣时，保持在皮下浅层，并一直延伸至颈部后中线。这个皮瓣的厚度非常关键，如果皮瓣太薄，则皮瓣远端可能会发生坏死；相反，如果皮瓣太厚，可能会残留一些枕下非常表浅的淋巴结，这就背离了手术的目的。遗憾的是，目前没有解剖学平面来界定这个皮瓣厚度。前皮瓣需要游离至胸锁乳突肌前缘。

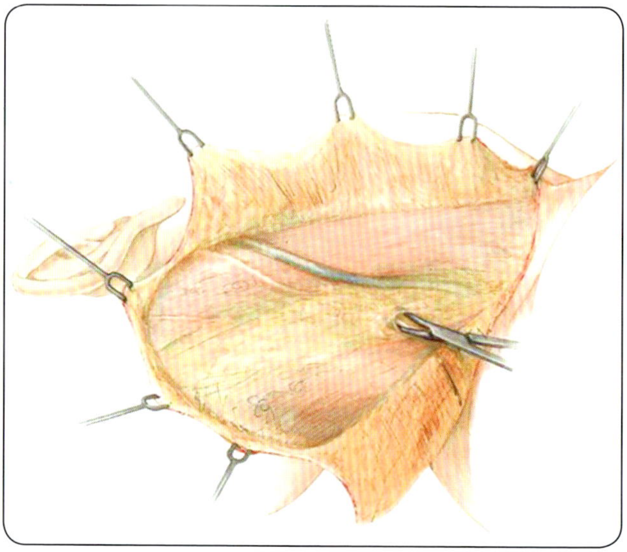

图 9.2C

在游离皮瓣的初期阶段，就要找到并全程显露颈部的副神经。在颈后三角区显露副神经的方法详见第六章图 6.1A ~ 图 6.1C。

在此图中可见，首先应在斜方肌前缘显露副神经，用止血钳挑起并切开覆盖在副神经表面薄薄的组织。

■ 图 9.2D：在直视下，切断副神经表面的胸锁乳突肌纤维。此时，在二腹肌后腹和斜方肌前缘之间的副神经已全部显露，然后将其从周围组织中解剖出来。

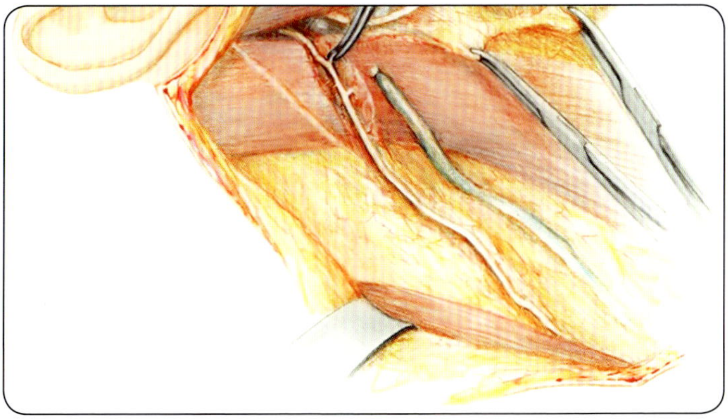

图 9.2D

■ 图 9.2E：继续向后方清扫。首先要在副神经表面切开斜方肌浅面的脂肪组织及斜方肌，切开方向斜向上方，朝向颈部后正中线。在这个深度游离，为的是直接可以游离到头夹肌的表面。在颈部低位很容易找到这一平面，继续向上和向后切开并延伸至颈后正中线处。

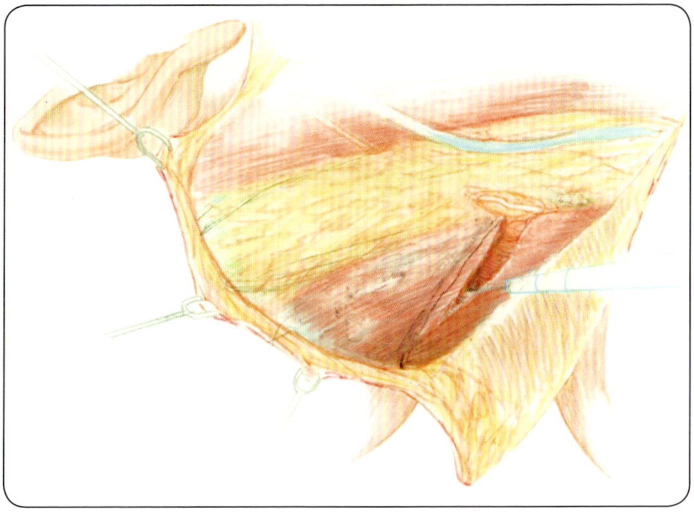

图 9.2E

■ 图 9.2F：沿项线切开斜方肌上肌腱止点，其间由内到外分别识别并离断枕大神经和枕动脉。枕大神经在上项线下方变浅，大约位于后中线和乳突连线中外 1/3 处，或者说位于枕外隆突外侧约 4 cm 处。此处，枕动脉位于枕大神经外侧。

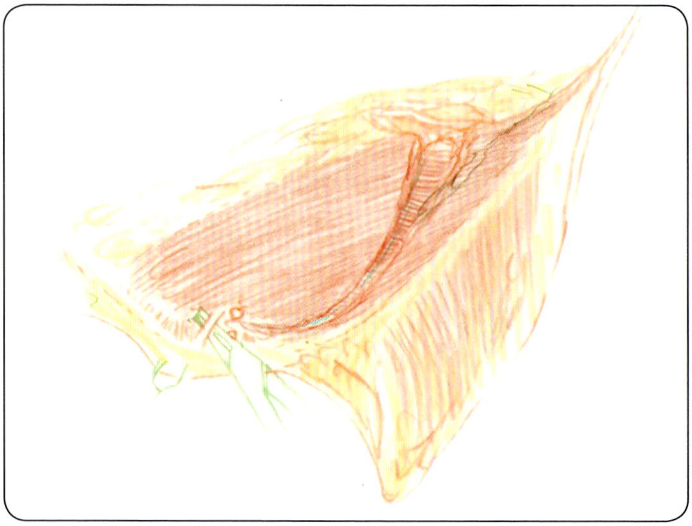

图 9.2F

■ 图 9.2G：继续向外切断斜方肌上束止点和胸锁乳突肌。如图 9.2G 所示，由于斜方肌的上束和头夹肌在项线处融合成了一个共同的腱性结构，为了避免术中误将头夹肌上止点切开，术中应紧靠头夹肌表面的平面上向前和向下解剖游离。

或者不切开斜方肌清扫斜方肌上束表面和深面的筋膜、纤维脂肪组织。

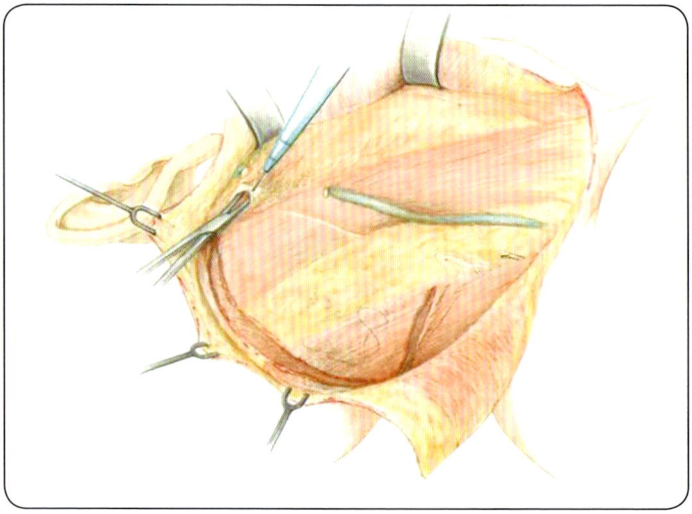

图 9.2G

- 图 9.2H：继续向前清扫，从头夹肌平面清扫到肩胛提肌平面。在标本上段内可见一个或多个耳后淋巴结，这时将胸锁乳突肌上止点在乳突附近切断。

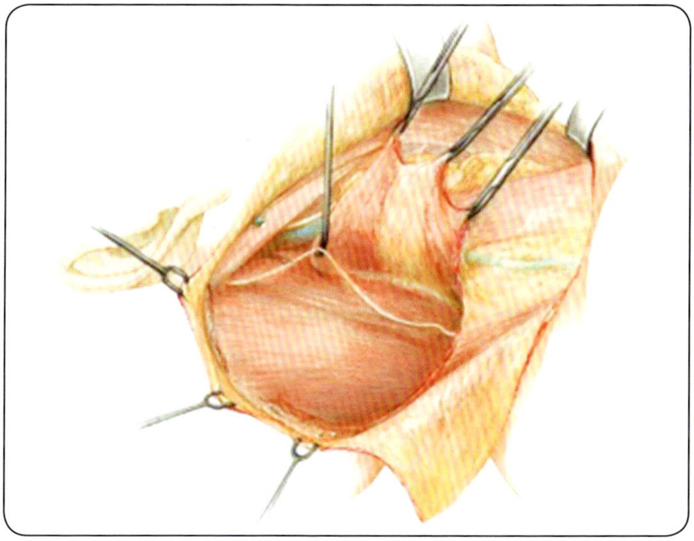

图 9.2H

充分游离标本，将其从副神经（如保留）深面向前牵拉。在二腹肌后腹下方，将颈内静脉上段和舌下神经予以显露和保留。

或者采取另一种方式，保留胸锁乳突肌并清扫包含耳后淋巴结在内的组织。如第五章所述，围绕胸锁乳突肌周围清扫筋膜和纤维脂肪组织，而不横断肌肉。

- 图 9.2I：继续向内下清扫至锁骨上方。切断胸锁乳突肌下止点（锁骨、胸骨止点）、颈丛分支和颈外静脉，显露颈内静脉的下段。根据颈部肿瘤的一般特性，一般可以保留颈内静脉。然后，逐层切开颈内静脉和斜方肌前缘之间的筋膜和脂肪，切断肩胛舌骨肌后腹。最后，充分显露臂丛神经和膈神经，自下而上清扫锁骨上方的筋膜脂肪组织。
- 图 9.2J：将标本从肩胛提肌和斜角肌平面上清扫下来，并保留支配肩胛提肌的神经，参照第三章。然后将标本从颈内静脉锐性解离，继续向上清扫，在舌下神经下方离断面静脉，将标本完整切除。

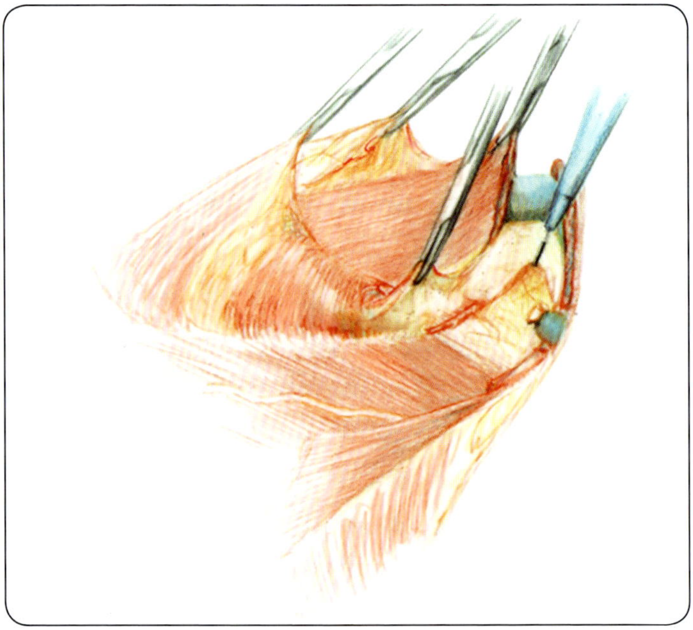

图 9.2I

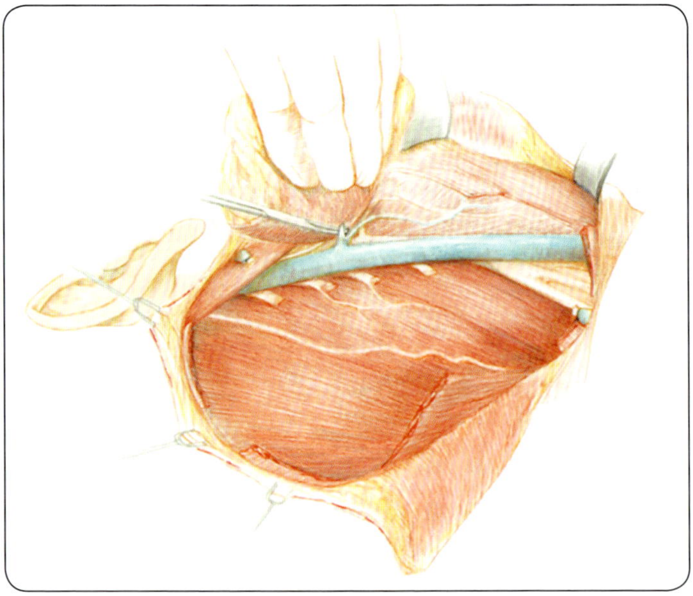

图 9.2J

■ 图 9.2K：颈清扫结束，清扫范围：上至项线，下至锁骨，前至带状肌外侧缘，后至后正中线。

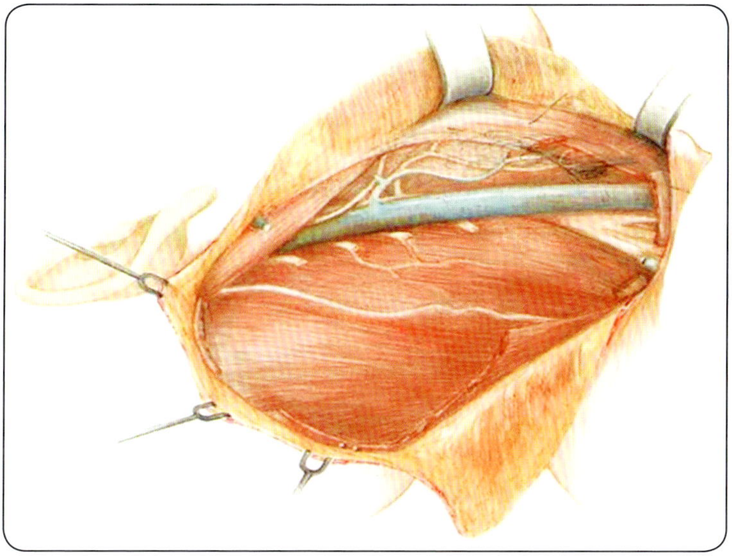

图 9.2K　后侧颈清扫术已完成

参考文献

1. Rochlin DB. Posterolateral neck dissection for malignant neoplasms. Surg Gynecol Obstet. 1962; 115: 369-73.
2. Wander JV, Chaudhuri PK. Dissection of the posterior part of the neck. Surg Gynecol Obstet. 1976; 143(1): 97-100.
3. Fisher SR, Cole TB, Seigler HF. Application of posterior neck dissection in treating malignant melanoma of the posterior scalp. Laryngoscope. 1983; 93(6): 760-5.
4. Goepfert H, Jesse RH, Ballantyne AJ. Posterolateral neck dissection. Arch Otolaryngol. 1980; 106(10): 618-20.
5. de Langen ZJ, Vermey A. Posterolateral neck dissection. Head Neck Surg. 1988; 10(4): 252-6.
6. Medina JE. Posterolateral neck dissection. Oper Tech Otolaryngol Head Neck Surg. 2004; 15(3): 176-9.

第十章

Ⅵ区择区性颈清扫术
（中央区颈清扫术）

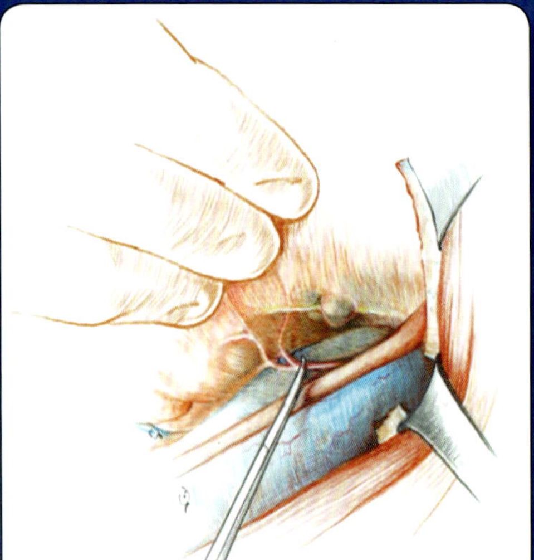

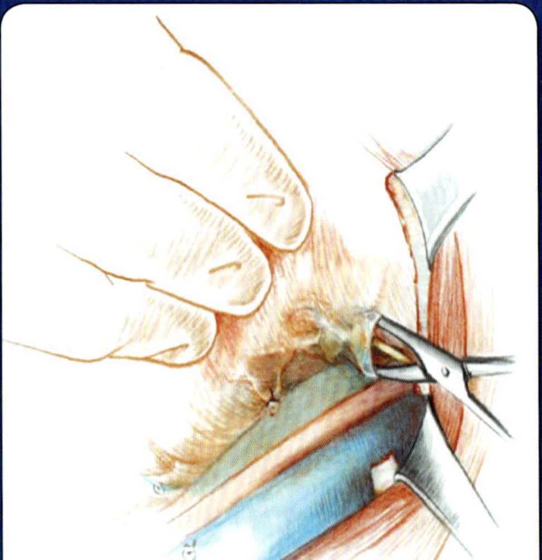

引言

颈中央区，也可以称为颈前区或颈Ⅵ区。在美国耳鼻喉 - 头颈外科学会（American Academy of Otolaryngology - Head and Neck Surgery, AAOHNS）颈淋巴结分区中定义为包括喉前淋巴结（Delphian）、气管前淋巴结、气管旁淋巴结、甲状腺周围淋巴结，包括沿喉返神经分布的淋巴结[1]。这一区上界为舌骨，下界为胸骨上切迹，两侧界为颈总动脉。Som 等也从放射学角度定义了上述边界[2]。

一些关于喉部不同区域淋巴结分布的经典研究表明，起自声门下区的淋巴管注入气管旁淋巴结或喉前、气管前淋巴结[3]。此外，部分后外侧淋巴管（3~6 支）起自喉室，通过环状软骨气管膜出喉，注入上方的气管旁淋巴结[4-5]。

甲状腺叶内下方的淋巴管沿甲状腺下静脉走行，注入气管前淋巴结、气管旁淋巴结（Ⅵ区）和颈内静脉下组淋巴结（Ⅳ区）。其次为上纵隔淋巴结（Ⅶ区），下纵隔淋巴结少见。从甲状腺外侧和上方发出的淋巴管注入Ⅲ区、Ⅳ区和Ⅱ区的淋巴结。

无论原发灶在甲状腺内的位置如何，甲状腺癌往往首先发生气管旁淋巴结转移[6-7]。88% 的患者可以在气管旁淋巴结区域发现甲状腺前哨淋巴结[8]。

适应证

如下情况行中央区颈清扫术。

甲状腺癌

乳头状癌

目前，预防性中央区颈清扫术的作用是分化型甲状腺癌手术治疗的主要争议[10]。美国甲状腺协会最新发布的指南建议[11]，对于临床上中央区淋巴结未被累及的甲状腺乳头状癌，尤其是 T3 或 T4 原发肿瘤的患者，可行预防性中央区颈清扫术（同侧或双侧）。

髓样癌

无原发肿瘤局部侵犯、体格检查和颈部超声无颈部淋巴结转移、无远处转移的患者，建议行预防性中央区颈清扫术（Ⅵ区）[12]。

临床上或影像学证据提示中央区淋巴结转移时，建议行中央区颈清扫术。

喉癌

当以下喉部肿瘤需要手术时，特别是之前接受过放疗（伴或不伴化疗）后肿瘤持续存在或复发时[9]。

- 原发声门下型喉癌：清扫应包括双侧气管前和气管旁淋巴结。
- 晚期（T3~T4）声门型喉癌，特别是侵犯前连合和向声门下发展的。肿瘤局限于一侧喉时，治疗或清扫应包括喉前淋巴结、气管前淋巴结和同侧气管旁淋巴结。肿瘤累及双侧喉时，治疗应包括双侧气管旁淋巴结。

- 晚期（T3~T4）声门上型喉癌，特别是那些累及喉室或声门旁间隙、前连合和颈侧区有临床明显淋巴结转移的肿瘤。对于局限于一侧喉部的肿瘤，治疗或清扫应包括喉前、气管前和同侧的气管旁淋巴结。对于涉及两侧喉部的肿瘤，治疗应包括两侧的气管旁淋巴结。

手术技术

中央区清扫可伴或不伴侧颈区清扫，也可在侧颈区清扫术之前或之后实施。在甲状腺癌手术或伴全喉切除术的喉癌手术中，该术式也有所不同。

伴甲状腺切除术

- 图 10.1A：当侧颈清扫术已经结束，且颈内静脉已经充分显露时，开始解离颈总动脉的浅面和内侧面。在此过程中，结扎并切断甲状腺中静脉。

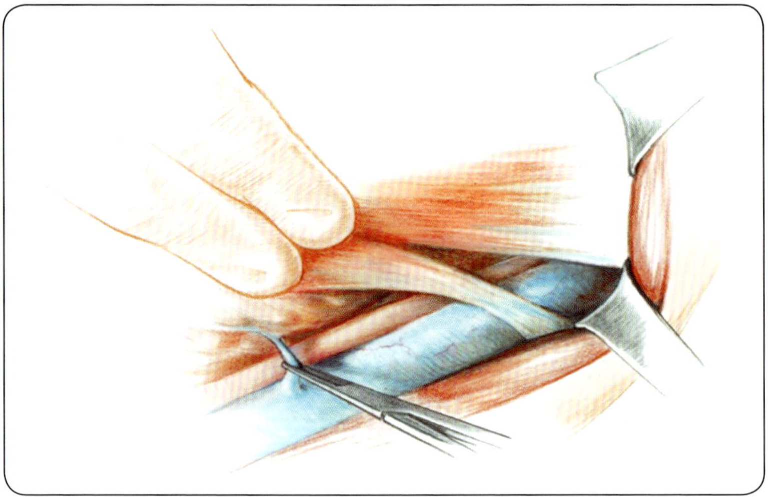

图 10.1A

■ 图 10.1B：朝着尾侧方向进行清扫，清扫层面保持在颈总动脉内侧的无血管层面。离断肩胛舌骨肌或其中间腱。根据甲状腺癌肿在甲状腺内的相对位置（是否靠近腺叶浅面、胸骨甲状肌），决定将胸骨甲状肌向外侧牵拉，或切断胸骨甲状肌。本图所展示的病例中，胸骨舌骨肌和胸骨甲状肌均被离断（从外侧到内侧离断，离断点选在紧靠锁骨及胸骨上切迹的头侧）。

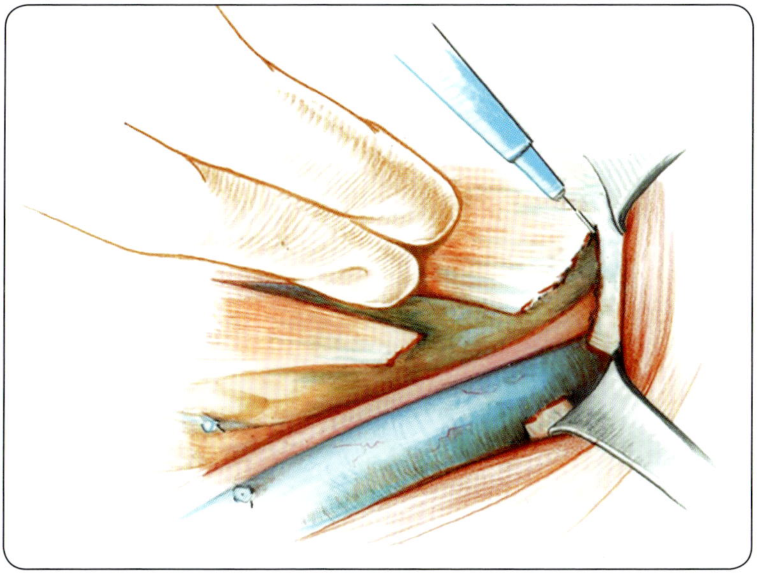

图 10.1B

■ 图 10.1C：将颈总动脉轻轻向外侧牵拉，以充分显露甲状腺下动脉。尽可能保留甲状腺下动脉主干，离断甲状腺下动脉的终末分支。在此过程中，若识别到下位甲状旁腺，予以游离并保留。若未识别下位甲状旁腺，应尽量结扎甲状腺下动脉的最尾侧分支，因为甲状腺下动脉的上行支可能为上位甲状旁腺供血。

■ 图 10.1D：沿右颈总动脉的内侧缘继续清扫至无名动脉水平。然后将气管前方的纤维脂肪组织（有时包括部分胸腺）逐层分离。小心显露和结扎甲状腺下静脉。右侧喉返神经位于无名动脉深面、颈总动脉内侧和气管食管沟的外侧，从外侧到内侧走行逐渐变浅。左侧喉返神经更加贴近气管食管沟。用止血钳将喉返神经表面的组织撑开，从尾侧向头侧方向将其全程显露并游离。

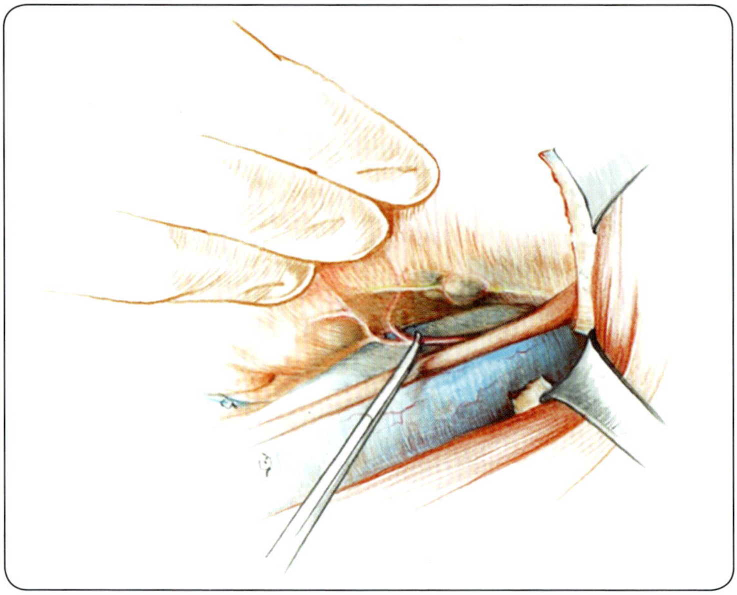

图 10.1C

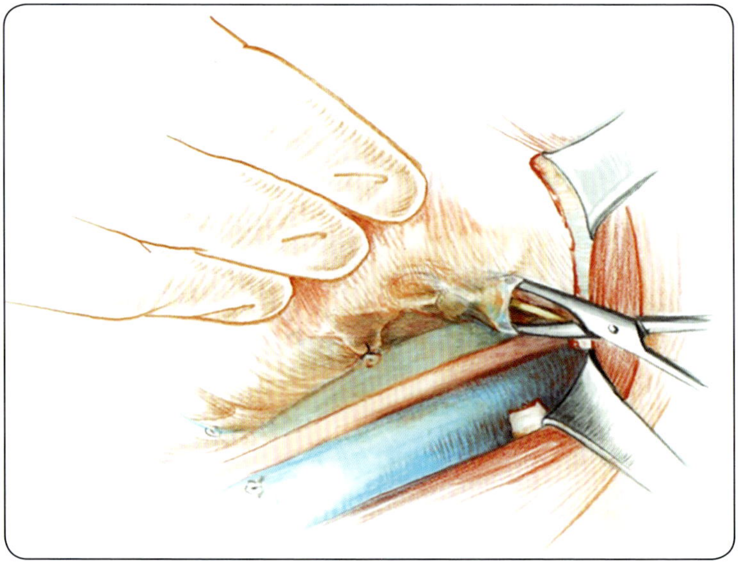

图 10.1D

- 图 10.1E：然后将淋巴脂肪组织从食管、气管食管沟、气管外侧壁和气管前壁清扫下来。清扫过程中，为了维持无血术野，可先用双极电凝凝闭网状脂肪组织，然后再予以切断。

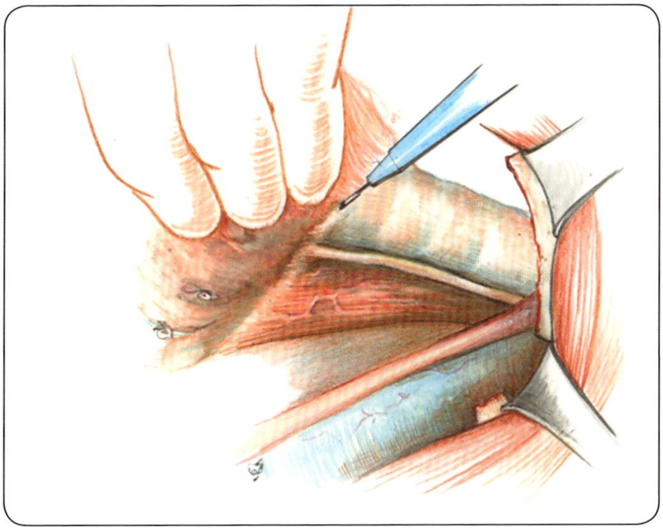

图 10.1E

- 图 10.1F：无论是预防性清扫或者非紧贴甲状腺的气管旁转移淋巴结的清扫，切除甲状腺叶至仅保留其与气管的前附着处，钳夹甲状腺叶向头侧牵拉气管，这样有助于显露气管食管沟区域。如此，喉返神经的头端已经显露，从头侧向尾侧逐渐解离喉返神经，然后将气管前及气管旁的淋巴脂肪组织从气管、食管、气管食管沟上清扫下来。

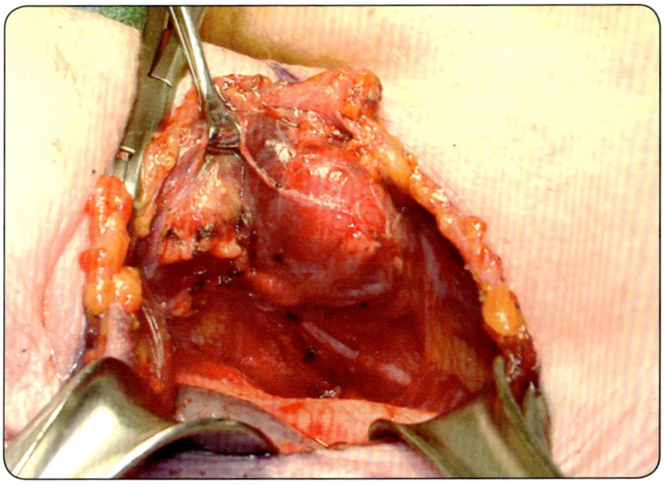

图 10.1F

■ 图 10.1G：气管前及右侧气管旁清扫已经结束。注意保留下位甲状旁腺（箭头所示）。

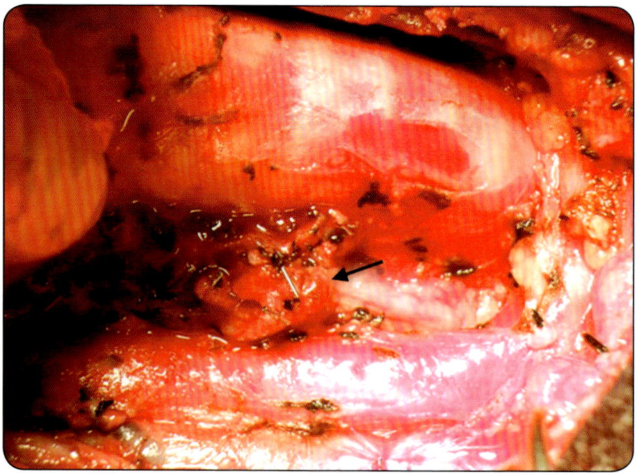

图 10.1G

联合全喉切除术

当气管旁及气管前淋巴结清扫术与全喉切除术联合进行时，其处理方式与本章图 10.1A～图 10.1G 相同。

全喉切除术的清扫步骤如下：

■ 图 10.2A：一旦下方辨认出喉返神经，则横断该神经。

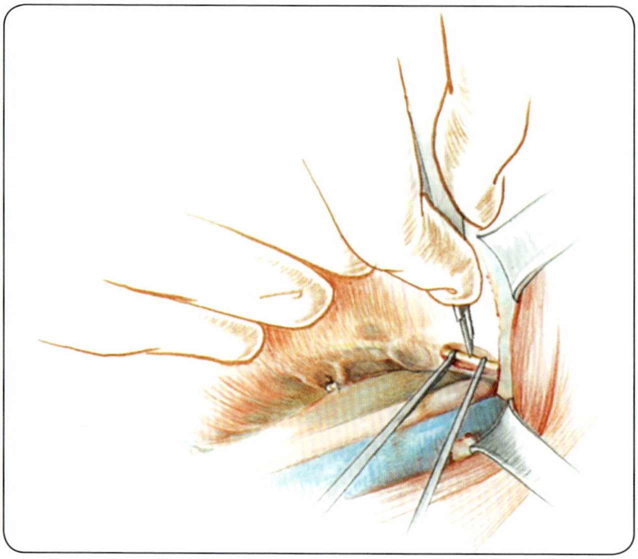

图 10.2A　全喉切除术清扫

■ 图 10.2B：将气管旁、气管前淋巴脂肪组织沿喉返神经及同侧甲状腺叶向头侧清扫。此外，还包括喉前（Delphian）淋巴结。清扫下来的组织“块”留在喉环甲膜附着处。

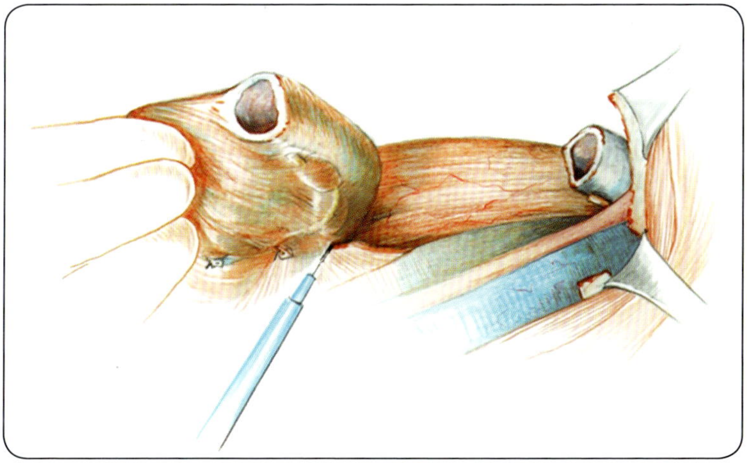

图 10.2B 全喉切除术清扫

参考文献

1. Robbins KT, Shaha AR, Medina JE, et al. Consensus statement on the classification and terminology of neck dissection. Arch Otolaryngol Head Neck Surg. 2008; 134(5): 536-8.
2. Som PM, Curtin HD, Mancuso AA. Imaging-based nodal classification for evaluation of neck metastatic adenopathy. AJR Am J Roentgenol. 2000; 174(3): 837-44.
3. Rouviere H. Anatomy of the Human Lymphatic System. Ann Arbor, MI: Edwards Brothers Inc.; 1938.
4. Welsh LW. The normal human laryngeal lymphatics. Ann Otol Rhinol Laryngol. 1964; 73: 569-82.
5. Johner CH. The lymphatics of the larynx. Otolaryngol Clin North Am. 1970; 3(3): 439-50.
6. Noguchi S, Noguchi A, Murakami N. Papillary carcinoma of the thyroid. I. Developing pattern of metastasis. Cancer. 1970; 26(5): 1053-60.
7. Sisson GA, Feldman DE. The management of thyroid carcinoma metastatic to the neck and mediastinum. Otolaryngol Clin North Am. 1980; 13(1): 119-26.
8. Kelemen PR, Van Herle AJ, Giuliano AE. Sentinel lymphadenectomy in thyroid malignant neoplasms. Arch Surg. 1998; 133(3): 288-92.
9. Medina JE, Ferlito A, Robbins KT, et al. Central compartment dissection in laryngeal cancer. Head Neck. 2011; 33(5): 746-52.
10. Mazzaferri EL, Doherty GM, Steward DL. The pros and cons of prophylactic central compartment lymph node dissection for papillary thyroid carcinoma. Thyroid. 2009; 19(7): 683-9.
11. Haugen BR, Alexander EK, Bible KC, Doherty GM, Mandel SJ, Nikiforov YE, et al. 2015 American Thyroid Association Management Guidelines for Adult Patients with Thyroid Nodules and Differentiated Thyroid Cancer: The American Thyroid Association Guidelines Task Force on Thyroid Nodules and Differentiated Thyroid Cancer. Thyroid. 2016; 26(1): 1-133.
12. Wells SA, Asa SL, Dralle H, et al. Revised American Thyroid Association guidelines for the management of medullary thyroid carcinoma: The American Thyroid Association Guidelines Task Force on Medullary Thyroid Carcinoma. Thyroid. 2015; 25(6): 567-610.

第十一章

咽后淋巴结清扫术

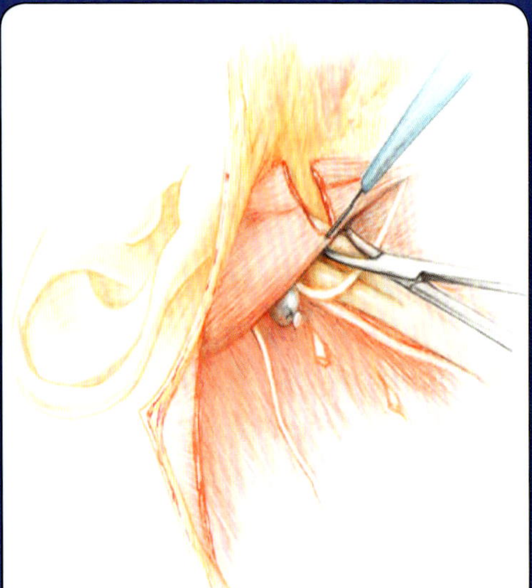

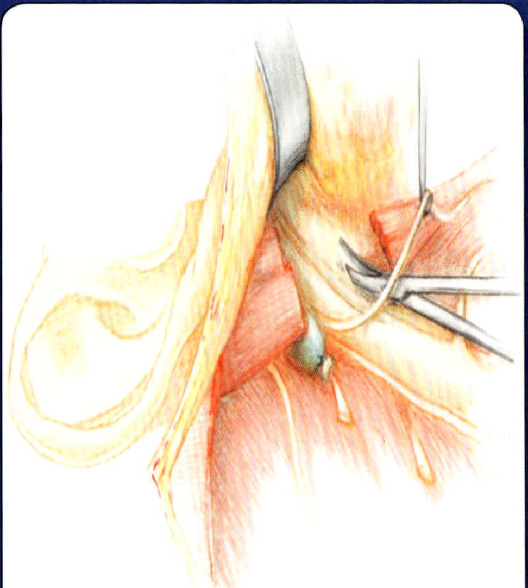

解剖及临床意义

咽后淋巴结（retropharyngeal lymph nodes，RPLNs）位于咽后间隙的脂肪组织垫内，下至颈动脉分叉水平，上至颅底，前至咽后壁，后至椎前筋膜、颈交感干和神经节，外至颈内动脉。咽后淋巴结分为内侧组和外侧组。外侧组淋巴结，也称 Rouvière 淋巴结，1~3 枚，大小 2~5 mm 不等，位于紧邻颈内动脉内侧的脂肪组织中（图 11.1）。内侧组淋巴结小，成人较少见，位于第 1~4 颈椎水平间的咽中线后方。

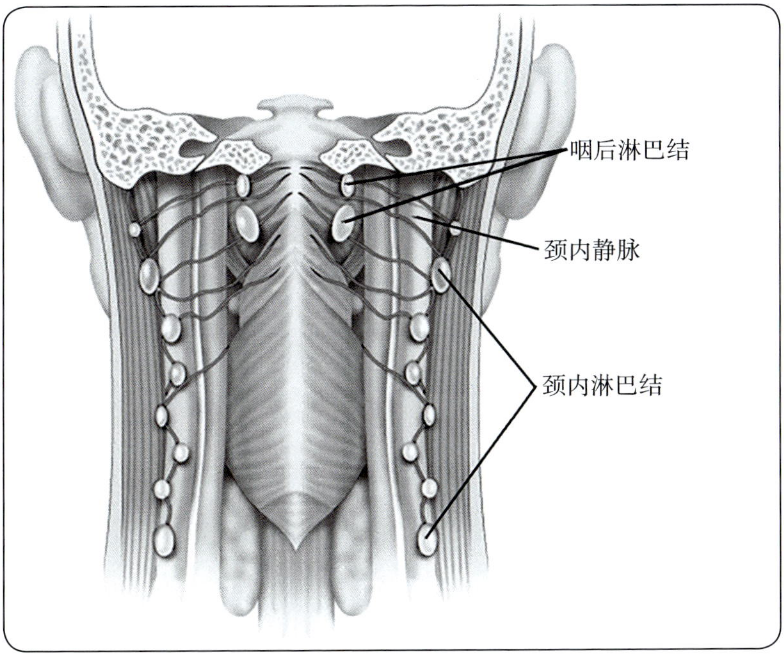

图 11.1　咽后淋巴结的解剖（Reprinted with permission from Vasan NR, Medina JE. Retropharyngeal lymph nodes. Oper Tech Otolaryngol Head Neck Surg. 2004; 15(3): 180–3.）

咽后淋巴结接收来自鼻咽、扁桃体窝、口咽和喉咽壁以及后筛窦的淋巴引流。1964 年，Ballantyne[1] 首次指出咽后淋巴结的临床意义，在 34 例接受了全咽切除和咽后淋巴结清扫的咽壁鳞状细胞癌患者中，经病理证实有 15 例（44%）存在咽后淋巴结转移。同时，他发现肿瘤累及咽后淋巴结的特征是同侧枕顶部痛，患者自述为眼后疼痛。

随后，在一项旨在评估咽后淋巴结转移率的研究中，以CT影像中咽后淋巴结增大作为转移征象，McLaughlin等发现影像学总阳性率为9%[2]，其中鼻咽癌最高（74%），其次为咽壁癌（19%）。同时他们发现，在晚期口咽癌和下咽壁癌患者中，颈淋巴结转移者（N+）的咽后淋巴结影像学阳性率高于未发生颈淋巴结转移者（N0）（咽壁癌：N+ 21%，N0 16%；下咽癌：N+ 9%，N0 0%）。其他学者也报道了类似的结果[3]。

当前，在口咽和喉咽鳞状细胞癌的放化疗过程中，对存在颈部明显转移的患者，可选择性地对咽后淋巴结进行放疗。同样，咽后淋巴结明显阳性患者最初也是进行放化疗。然而，现在越来越多的口咽鳞状细胞癌患者正在接受经口腔机器人手术和颈清扫术，从而达到单纯手术治疗的目的。因此，临床医生须掌握咽后淋巴结的清扫时机。Moore等[4]为扁桃体癌患者的诊疗决策过程提供了有用的资料。他们发现9%的T1~T2期肿瘤患者和57%的T3~T4期肿瘤患者存在咽后淋巴结转移。另外，颈部分期N0~N2b的患者未发生咽后淋巴结转移，而25.8%的更晚分期患者则存在转移。

在口咽壁和喉咽肿瘤的类似资料出现之前，拟单纯实施经口腔机器人手术和颈清扫术时，应考虑清扫咽后淋巴结。

适应证

咽后淋巴结清扫适用于扁桃体窝、口咽和喉咽壁肿瘤的如下情况：

- 经口腔或其他手术治疗原发肿瘤时，CT或正电子发射断层扫描（positron emission tomography，PET/CT）提示咽后淋巴结存在转移。
- 经口腔或其他手术治疗原发肿瘤，CT和（或）PET/CT未提示咽后淋巴结转移，目的是仅通过手术治疗患者时，咽后淋巴结的切除和组织病理学检查可提供必要的信息，以确定是否需要术后辅助放疗，以及伴或不伴化疗。
- 对曾接受放疗（伴或不伴化疗）的口咽和下咽肿瘤患者进行姑息性手术。
- 偶尔用于切除甲状腺乳头状癌的转移灶。不同于鳞状细胞癌，甲状腺乳头状癌的转移灶往往以膨胀性而非浸润性的方式缓慢生长。即使转移灶长径达到几厘米，也可能未侵犯颈动脉或椎前筋膜，因此切除相对容易。

手术技术

咽后淋巴结可单独进行清扫，也可与原发肿瘤一并切除。单独清扫时，手术相对简单，只需要几分钟。但当咽后淋巴结严重受累时，手术可能很困难甚至无法完成。咽后淋巴结紧邻颈内动脉和椎前组织结构，一旦肿瘤突破包膜，这些结构就可能受累。

■ 图 11.2A：完成颈清扫术后，二腹肌后腹和舌下神经应清晰可见。将 Sewell 或 Deaver 拉钩放置于颈动脉和咽部之间，并将其向上牵拉。或者，将二腹肌后腹和茎突舌骨肌离断以便于清扫。喉咽切除后，已经确认了咽后间隙，且舌骨上肌肉组织回缩，因此咽后淋巴结的辨认和清扫要容易得多。

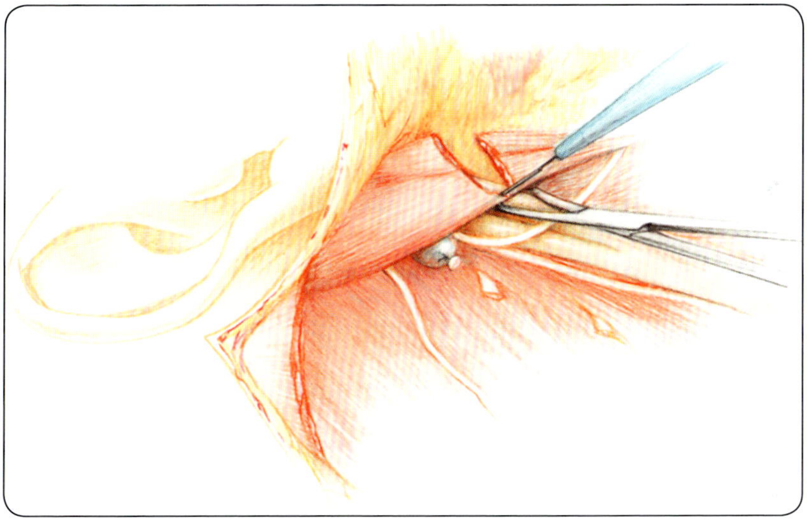

图 11.2A

■ 图 11.2B：紧邻颈动脉分叉处内侧，紧贴椎前筋膜切开其前方组织。

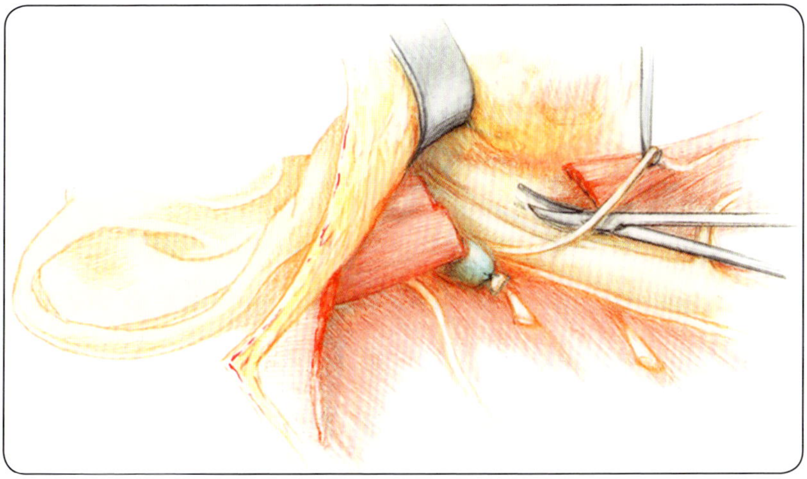

图 11.2B

■ 图 11.2C：使用解剖剪或电刀自下而上辨认和清扫咽后脂肪垫。应谨慎使用电刀，避免损伤位于脂肪垫后方偏外侧的颈交感干。

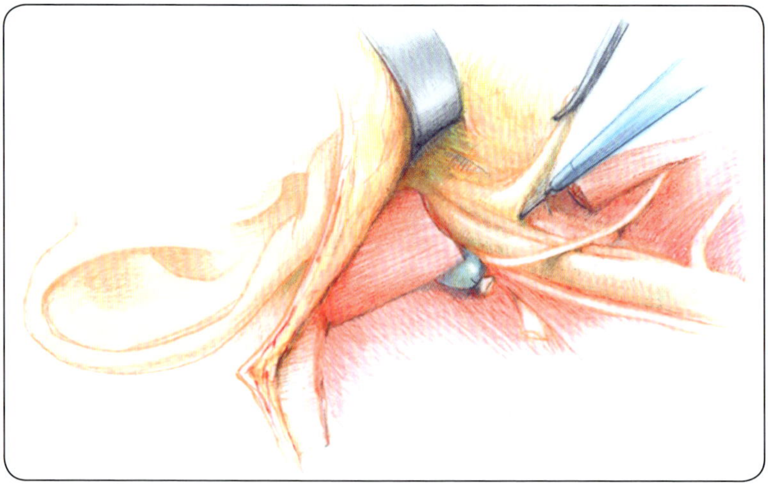

图 11.2C

■ 图 11.2D：向头端方向继续清扫咽后脂肪垫。这个过程中，颈交感神经节易被误认为肿大的淋巴结，因此需对其进行辨认并充分显露。同样，为了避免误伤颈内动脉，最好时刻注意其在术野中的位置或将其置于直视下。如果清扫平面正确，除了少数咽旁静脉外，视野通常是干净无血的。使用结扎或双极电凝止血。由于紧邻交感神

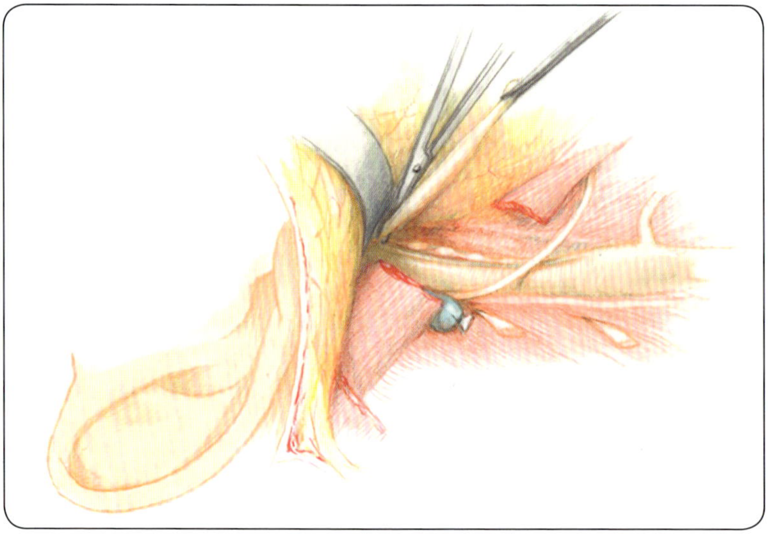

图 11.2D

经干，应谨慎使用单极电凝。尽量避免使用组织闭合夹，因为它们会在后续影像学检查中产生伪影，干扰成像。最后，在颅底下方用剪刀将标本切除。

- 图 11.2E：此处显示清扫完成。

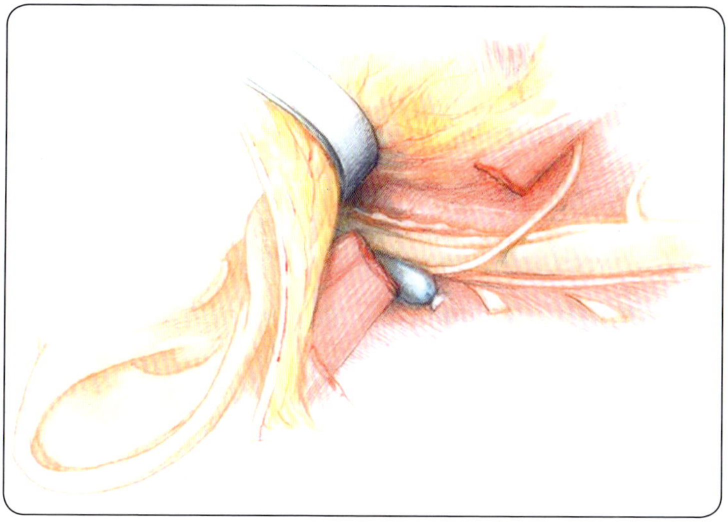

图 11.2E

参考文献

1. Ballantyne AJ. Significance of retropharyngeal nodes in cancer of the head and neck. Am J Surg. 1964;108:500-4.
2. McLaughlin MP, Mendenhall WM, Mancuso AA, et al. Retropharyngeal adenopathy as a predictor of outcome in squamous cell carcinoma of the head and neck. Head Neck. 1995;17(3):190-8.
3. Amatsu M, Mohri M, Kinishi M. Significance of retropharyngeal node dissection at radical surgery for carcinoma of the hypopharynx and cervical esophagus. Laryngoscope. 2001;111(6):1099-103.
4. Moore EJ, Ebrahimi A, Price DL, et al. Retropharyngeal lymph node dissection in oropharyngeal cancer treated with transoral robotic surgery. Laryngoscope. 2013;123(7):1676-81.